U0121958

李晶教授论治肿瘤医案集

编著◎李　晶

整理◎孔令洋　王一然　郭建鑫

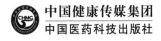

中国健康传媒集团

中国医药科技出版社

内容提要

李晶教授是从事中西医结合肿瘤临床的优秀医者，擅长制定优化的中西医结合治疗方案。李晶教授中医功底深厚，提出每个肿瘤有其独有的特点，即核心病机。临床中经方时方合用，把中医药治疗贯穿于肿瘤治疗的始终。本书系统梳理了作者对各系统肿瘤中西医结合论治的经验，以医案的形式展现了中医理论对制定西医方案的指导，中医对肿瘤并发症、西医相关毒副反应的治疗，中医药针对肿瘤治疗的优势作用点。作者坚守以中医理论为指导的辨证论治，突出衷中参西、中西医结合的治疗理念。本书具有较好的实用价值和临床指导意义，供从事中医、中西医结合肿瘤专业的工作者参考使用。

图书在版编目（CIP）数据

李晶教授论治肿瘤医案集 / 李晶编著；孔令洋，王一然，郭建鑫整理. —北京：中国医药科技出版社，2023.12

ISBN 978-7-5214-4273-1

Ⅰ.①李… Ⅱ.①李… ②孔… ③王… ④郭… Ⅲ.①肿瘤—中医治疗法—医案—汇编 Ⅳ.①R273

中国国家版本馆CIP数据核字（2023）第210493号

美术编辑 陈君杞
版式设计 南博文化

出版 **中国健康传媒集团** | 中国医药科技出版社
地址 北京市海淀区文慧园北路甲 22 号
邮编 100082
电话 发行：010-62227427 邮购：010-62236938
网址 www.cmstp.com
规格 880×1230mm $^1/_{32}$
印张 6
字数 138 千字
版次 2023 年 12 月第 1 版
印次 2023 年 12 月第 1 次印刷
印刷 北京盛通印刷股份有限公司
经销 全国各地新华书店
书号 ISBN 978-7-5214-4273-1
定价 **39.00 元**

获取新书信息、投稿、为图书纠错，请扫码联系我们。

▶ 序

　　中医药学是个伟大的宝库，在这一宝库中，医案是其中重要的内容。深入研读医案不仅能感受名医大家的医德医风，晓知辨证论治之规矩、临床随机活法之变通，理法方药之依据，也能更好地领悟经典，培养中医思维，是中医成才的必由之路，对于继承、创新、弘扬祖国医学有重要的现实意义。

　　《李晶教授论治肿瘤医案集》的编写出版又给中医药宝库医案部分增添了新的内容。该书系统总结并整理了河北省第六批老中医药专家学术经验继承指导老师李晶教授的临床经验及学术思想。本书不仅是传承历代医家的一项成果，且在很多方面有所发挥，有所创新，读后让人耳目一新，深受启发。我认真拜读后认为突出反映如下特色：

　　一是内容丰富。全书凡10余万言，其中临证感悟主要涵盖了李晶教授多年从临床经验中提炼的心得，既有中医理论之阐述，亦有诊治思路的探索，理论联系实际，凸显临证经验。医案篇以医案为主体，精选了常见恶性肿瘤鼻咽癌、喉癌、肺癌、食管癌、胃癌、结直肠癌、肝癌、胰腺癌、甲状腺癌、乳腺癌、卵巢癌、宫颈癌、膀胱癌等临床疗效显著的医案，后附以按语及临床体会，既博采众长，又深思善辨、师古而不泥古，理论介绍注重创新性，经验整理注重实用性，真实体现了李晶教授独到的思辨特点、治疗路径、用药特色等。

二是特色鲜明。李晶教授在详论各科肿瘤的诊治方法后，又详细阐述了相关并发症的治疗经验。如肿瘤发热、肿瘤疼痛、肿瘤梗阻、肿瘤咯血等诊治验案。同时对肿瘤手术后并发症如术后腹泻，术后梗阻，术后咳嗽，术后上肢水肿；放疗后引发的放射性肠炎、放射性皮炎、放射性肺炎；化疗后造成的肝损伤，骨髓抑制等以李晶教授诊治取得良效的医案做了详实记载，学后即可应用，对肿瘤临床工作者具有很好的指导意义。

三是实用性强。书中所列医案，不仅集中体现出李晶教授的临床经验和辨证思路、用药特点等，而且在临证感悟中所阐述的核心病机，专病专药；中西医结合，综合治疗；衷中参西，融会贯通，理论联系实际，实用性强，独具特色，弥足珍贵。

我与李晶教授相识多年，对她的人品与学识，孜孜以求地治学精神，学术特长等方面，深有了解，我们也时常在一起畅谈对恶性肿瘤防治的中西医学术方面的问题。今乐见其医案结集成书，很是可贵，是为序。

郑玉玲

2023年9月于郑州

▶ 前言

余从医20余年，内心酷爱中医，不断探索中西医结合发展之路。中医学习源于院校科班，实践入门感恩于研究生导师，全国名中医刘亚娴教授。刘老师理论功底深厚，临床思辨灵活，非常注重中医经典的学习。跟师几年打下坚实的中医临床基础。工作8年后，跟随全国肿瘤学大家沈琳教授学习肿瘤专业知识。系统掌握肿瘤的发病特点、诊断要点、用药规律。同时也认识到肿瘤治疗的毒副作用是触目惊心的。

工作之初，治疗多以一些常见病、多发病为主。综合运用六经、卫气营血、脏腑辨证，经方时方并重，对外感热病、脾胃病、肝病、心病及杂病皆有涉及。诊治中见到得心应手、效如桴鼓的案例，颇受鼓舞。但每遇晚期肿瘤患者，或感无从下手、或感无证可辨、或感无可奈何。因在肿瘤医院工作，临床大量肿瘤患者，临证总感困惑，至系统学习西医肿瘤学知识，又博览中医古籍之肿瘤相关论述，得知需先明确现代肿瘤病名在中医的疾病归属，再总结历代前贤对其病因病机、治法方药论述，结合现代肿瘤病理、治疗方法，论治肿瘤的思路豁然清晰，不同阶段的治法了然于胸。

多年诊治肿瘤后，便有些临证感悟，供同道参考：一、核心病机，专病论治。虽说中医认为癥积的发病，与痰、瘀、毒、虚有关，但笔者认为每个癌种，必有其独特的特征，正如西医据病理表现不同来确定诊断。固然都是有形结块，虽有共同之处，但每个癌种都有自己独特的发病机理，即核心病机。以噎膈为例，总结历代文献结合临床经验，提出核心病机是"血液俱耗、胃脘干槁"。以"甘润濡养"为治疗大法，应用系列濡养方剂，加针对噎膈治疗之专药，收效甚佳。二、中西医结合，综合治疗。肿瘤是有形顽疾，恶性肿瘤还有侵袭转移特性，是当今难治疾病。手术、放化疗是强有力的攻伐手段，可综合运用其中。中医药治疗应早期介入，贯穿肿瘤治疗始终。从抑制肿瘤、提高免疫力、预防转移、减轻毒副反应、改善生活质量等方面发挥作用。制定最优化的综合治疗方案，中医药越早干预，患者越受益。三、衷中参西，融汇贯通。首先明确西医病名在中医的归属，才可有的放矢，给予精准论治。再者西医病理、影像、免疫组化、分子诊断等表现特征对中医判断病情、预后及论治，有参考价值。如乳腺癌雌孕激素受体的阴阳不同，中医证候不同，论证不同；肺鳞癌、腺癌不同，与中医证型的关系；分子靶标不同，中医如何论治；免疫抑制抗体，如何结合中药提高免疫功能等等，都是我们思考的问题。总之基于临床的问题，贯通中西医两方，取长补短，才会取得最佳疗效。

　　本书收录了各个系统肿瘤的中医治疗医案，其中有针对抑制肿瘤生长的治疗，有治疗肿瘤并发症的案例，有对抑制放化疗毒副反应的治疗等。每个医案都以中医理论为指导，坚持辨证论治，经方时方并用，结合有独特作用的专药，取得较好疗效，请同道参考。因水平有限，难免存在不足，请同道批评指正。有赖于我的研究生孔令洋、王一然、郭建鑫不辞辛苦的收集整理，此书稿方得完成，在此以表感谢！

编者

2023年10月

▶ 目录

第一章
临证感悟

第一节　核心病机　专病专药

"病机"一词最早见于《素问·至真要大论》："谨守病机，各司其属，有者求之，无者求之。盛者责之，虚者责之。"所谓病机，就是疾病发生、发展与变化的机理，从辨证施治的全过程来说，辨析病机是辨证的关键。核心，就事物之间的关系而言，意思是中心，最根本部分。面对复杂多变的疾病，同样是存在一个核心的发病机理，它是贯穿疾病始终的。如果对于疾病的这个核心本质没有一个清楚的认识，是无法有效治愈疾病的。在疾病纷繁复杂的病理演变过程中，疾病内部的基本矛盾才是促进其发生、发展的内在本质，这个基本矛盾实际上就是核心病机。

早在先秦时期，《素问·至真要大论》中提出"诸风掉眩，皆属于肝；诸湿肿满，皆属于脾；诸病水液，澄澈清冷，皆属于寒；诸呕吐酸，暴注下迫，皆属于热……"等病机十九条，阐述发病与五脏功能失调及外感邪气之间关系机理。东汉《伤寒论》阐述六经病的发病特点、传变规律及失治误治后的病理转归。隋代《诸病源候论》对病因、病机及其临床证候作了阐述，成为我国历史上最早的病因病机学专著。金元时期，刘河间在《素问玄机原病式》中提出"六气皆从火化"和"五志过极，皆为热甚"

的观点；李东垣在《内外伤辨惑论》中，论述了"内伤脾胃，百病由生"和"火与元气不两立"的病机；张从正在《儒门事亲》中论述了"邪气"致病的病机；朱丹溪在《格致余论》中阐释了"阳有余而阴不足"和"湿热相火"等病机；明清时期吴又可提出"邪伏膜原"病机理论，叶天士系统总结温热病的病机，薛雪阐述湿热病的病机。由此可见，各医家无论从脏腑特点笼统概括疾病的病机，还是针对某一类疾病总结病机，都体现了对辨识病机的重要性，这是下一步准确论治的前提。

笔者认为肿瘤这类疾病除了"正虚癌毒"这个核心病机，是对整个肿瘤发病机理的高度概括外，每个癌种必有其独特的特征，也必有其独有的核心病机，这个病机是导致这个癌种发病的最基本、最本质的机理，贯穿其发展始终，是准确辨证的前提，是制定治疗大法的关键。

据2020年流调数据：我国食管癌发病占世界发病的51%，河北省是中国食管癌的高发地区。对于有河北地域特点的癌种，我们团队围绕食管癌这个疾病，展开核心病机的探索。首先据食管癌的临床表现，将其归属于中医噎膈的范畴，梳理历代文献对其病因病机的认识。

一、食管癌核心病机的理论溯源

《黄帝内经》提出"三阳结，谓之膈"，《素问·阴阳别论》载："三阳结，谓之膈"，提示噎膈的病机为"三阳结"。唐·王冰对此注解道："三阳结谓小肠膀胱热结也。小肠结热则血燥，膀胱热则津液涸，故膈塞不便泻"。《灵枢·四时气》载："饮食不下，膈塞不通，邪在胃脘"，明确噎膈的主要症状为"饮食不下"，病位在"胃脘"。

金·张子和基于《黄帝内经》提出"润养"之法：金·张子和在《儒门事亲》中注解道："三阳者，谓大肠、小肠、膀胱也。结，谓结热也。小肠热结则血脉燥，大肠热结则后不圊，膀胱热结则津液涸。三阳既结则前后闭塞，下既不通，必反上行，此所以噎食不下，纵下而复出也"，认为"热盛津亏而干结"为噎膈的病机，提出"润养津液"治法。

元·朱丹溪提出"润养津血"之法：朱丹溪《局方发挥》"夫气之初病也，其端甚微，或因些少饮食不谨，或外冒风雨，或内感七情，或食味过厚，偏助阳气，积成膈热……火炎上以致津液不行，清浊相干，气为之病，或痞，或痛不思食，或噫腐气，或吞酸，或嘈杂，或膨满，不求原本，便认为寒，遂以辛香燥热之剂投之，数帖时暂得快，以为神方……良工未遇，缪药又行，痰挟瘀血，遂成窠囊，此为痞，为痛，呕吐，为噎膈反胃之次第也。"朱丹溪认为机体"津液耗伤"是促进噎膈发病的病理基础，辛香燥热之药的不当使用不仅会促进噎膈的发生，更会加重病情。朱丹溪对噎膈进一步解释"其槁在上，上近咽之下，水饮可行，食物难入，间或可入，入亦不多，曰噎。其槁在下，与胃为近，食虽可进，难尽入胃，良久复出，曰膈。"认为"肠胃津润，传化合宜，何噎之有？"明确提出"噎病生于血干"。针对病机，朱丹溪提出了"润养津血"的治法，并强调："治宜牛羊乳、韭汁、竹沥、童便、蜜、姜汁、甘蔗汁，气虚以四君子为君，血虚以四物为君"。

明·赵献可提出"滋养肾阴"之法：赵献可《医贯》写道："丹溪之论甚妙……惜其见尤未真，以润血为主，而不直探乎肾中先天之原……然而三阳何以致结热，皆肾之病也……肾水既干，阳火偏盛，煎熬津液，三阳热结则前后闭塞。下既不通，必反于上，直犯清道，上冲吸门，喉咽所以噎食不下也"。赵献可提出："此症多是年高五十于外，其天真已绝，只有孤阳"；"治之唯以养阴为主"，并且提出"上病疗下，直须六味地黄料"，并且他强调"香燥之品，适以助火，局方发挥，已有明训"，因此治疗噎膈应慎用温燥之品，以免助火伤津，加重病情。

清·高鼓峰、杨云峰提出"滋养胃阴"之法：清代·高鼓峰《医宗己任编》（杨云峰整理）云"肠胃之为物，最喜润泽，试以羊豕之肚观之，必是滑腻稠粘，如液如脂，如膏如泽，在人胃亦如是，所谓阴也。"《医宗己任编》又记载"膈之为病，一阳明尽之矣……膈症之人，其肠胃必枯槁干燥，绝无滑腻稠粘等象，是胃阴亡也。"可见，高鼓风和杨云峰二人突出了噎膈的病位在于"阳明胃腑"，一致认为"胃阴亡"为噎膈的关键病机。《医宗己任编》又载"急救胃阴，亦或有得生者""治膈症者，或以为胃虚而用温补，或以为开郁而用香燥等剂，必至死而后已。温补香燥，俱以助火，药与症反，不死何待"由此可见，治疗噎膈应着重"滋养胃阴"，并训诫医家论治噎膈应慎用辛温燥烈之品。

清·程国彭、周学霆提出"润燥"之法：清程国彭在《医学心悟》中对噎膈描述"噎膈，燥症也，宜润"，同时他强调"凡噎膈症，不出胃脘干槁四字"。"夫胃既槁矣，而复以燥药投之，不愈益其燥乎？是以大、小半夏汤，在噎膈门为禁剂。予尝用启膈散开关"。

周学霆《三指禅》中述"人生百年，一大春秋耳。年当杖乡杖国，正值秋月之天，由是阳明之庚金，其气化为燥，由下冲上，冲于贲门谓之膈，即食即吐；冲于吸门谓之噎，食难下咽。燥之所冲，门遂为之枯槁。"周学霆提出噎膈的治疗"然则，此症无可治乎？曰：非也。年未登五十，燥非其时，或为醇酒所伤，或为煎熬所中，以润燥为主，牛羊乳、童便、芦根、韭菜汁、陈酒、茅根之类。"

二、食管癌核心病机的提出

历代医家提出噎膈病机为热盛津亏、津血亏虚、肾阴亏虚、胃阴亏虚和燥盛津亏，虽其描述"阴伤"不尽相同，但贯穿其中的是"津液亏损"的病理结局，纵观噎膈治法，大都强调以甘润濡养之品滋阴养血润燥。

结合临床大量食管癌患者"下咽艰涩、大便干结、形体消瘦、脉细"等临床表现，我们提出食管癌的核心病机为"血液衰耗，胃脘干槁"，进而确立"甘润濡养"为食管癌的治疗大法。故我们应用"甘润濡养"类方药针对食管癌做了大量的基础及临床研究。

三、食管癌核心病机的基础和临床研究

1."甘润濡养"法改善干槁环境抑制食管癌的发生

利用4-硝基喹啉-1氧化物（4NQO）诱导C57小鼠原位食管癌模型，随机分为空白对照组、4NQO诱癌组、4NQO加热酒组、中药干预组（左归饮）。在24、28、32周分别取小鼠食管组织观察病理改变，并记录每组小鼠肛温、尿液、皮毛等情况。实验结果显示：24、28、32周，对照组小鼠食管组织为正常鳞状上皮，其余三组小鼠食管组织出现轻度异型增生、重度异型增生、原

位癌、浸润性癌的病理改变，其中28周发现了原位癌，32周发现了浸润性癌，统计三组小鼠食管癌发生率和病理改变程度为：4NQO加热酒组>4NQO诱癌组>左归饮组；左归饮组肛温较4NQO诱癌组、4NQO加热酒组低，尿液量较两组小鼠多，皮毛较两组润泽，与正常对照组无差别。研究结果表明：干槁环境能够促进小鼠食管癌的发生，以甘润濡养立法的左归饮可以改善干槁环境，抑制食管癌的发生。

2."甘润濡养"法抑制小鼠食管癌肺转移

尾静脉注射食管癌细胞KYSE150建立裸鼠肺转移模型，右肩胛皮下接种前胃癌细胞MFC建立615小鼠前胃癌移植瘤模型，各随机分成生理盐水组、卡培他滨组和启膈方组，应用动物活体成像系统观察体内转移瘤情况。裸鼠接种16周后，615小鼠接种16天后，处死取肺组织，观察各组肺转移结节数目、肺结节HE病理染色切片，Western blot检测肺结节E-cadherin、角蛋白8、Cx43、snail、WNT2蛋白表达。实验结果显示：第12周，通过动物活体成像系统检测到裸鼠肺部有生物学发光，提示出现肺转移，启膈方组和卡培他滨组光子强度低于生理盐水组；计数各组裸鼠肺转移结节，启膈方组和卡培他滨组肺结节数均少于生理盐水组；观察肺结节HE病理染色切片，显示为低分化鳞状细胞癌，细胞异型性明显，形态多样，胞核较大，染色较深呈粗颗粒状；Western blot显示启膈方组及卡培他滨组与生理盐水组相比E-cadherin、角蛋白8、及Cx43表达上升，snail及WNT2蛋白表达下降。研究结果表明：以甘润濡养立法的启膈方能够通过增强食管癌组织中连接蛋白E-cadherin、角蛋白8以及Cx43的表达增强食管癌细胞连接的稳定性，使食管癌细胞不易从原发灶脱离，同时能够通过降低snail及WNT2蛋白的表达抑制食管癌细胞上皮间质化，最终抑制小鼠肿瘤肺转移。

3."甘润濡养"法抑制食管癌细胞迁移

以甘润濡养立法的启膈方可以通过增强细胞间隙连接蛋白Cx26、Cx32和Cx43的表达增强食管癌细胞间的同质粘附和连接，使食管癌细胞不易从原发灶脱离。启膈方可以通过增强细胞间隙连接蛋白表达抑制食管癌细胞的微丝骨架重组，从而抑制食管癌细胞上皮间质化，抑制食管癌细胞运动和迁移能力。启膈方能够调控Gas6/Axl信号通路，抑制Gas6/Axl的结合，减少NF-κB进入细胞核，降低下游蛋白的表达，抑制食管癌细胞上皮间质化形成，从而抑制食管癌细胞迁移。以甘润濡养立法的四物饮能够改变食管癌细胞中丙氨酸、天门冬氨酸和谷氨酸代谢通路，抑制延胡索酸生成，从而抑制食管癌细胞微丝骨架重排，抑制食管癌细胞上皮间质化的发生，最终抑制食管癌细胞的迁移。

4."甘润濡养"法延长食管癌术后患者的无病生存时间

Ⅰ～Ⅲ期食管癌根治术患者332例，随机分为对照组204例与中药组128例。对照组：术后按指南辅助治疗后不施加中药，定期复查。中药组：Ⅰ期患者于食管癌根治术后3周，Ⅱ～Ⅲ期患者于完成辅助化疗后3周开始服用启膈方，并随证加减，累计服用1年或至疾病复发转移。研究结果显示：中药组与对照组平均DFS（无病生存时间）分别为（22.1±1.4）个月、（14.2±1.0）个月，中药组DFS较对照组明显延长；中药组与对照组1年疾病复发转移率分别为9.4%、19.6%，2年疾病复发转移率分别为29.7%、37.3%。研究结果表明：以甘润濡养立法的启膈方可延长Ⅰ-Ⅲ期食管鳞状细胞癌根治术后患者的无病生存时间，降低疾病复发转移率、提高无病生存率，改善食管癌患者不适症状、提高生存质量。

综上所述，强调核心病机"血液衰耗，胃脘干槁"是食管癌发生发展的关键，以甘润濡养法改善患者"干槁"的肿瘤环境，能够抑制食管癌的发生、发展及转移，为中医药逆转食管癌前病变、抑制转移提供客观依据。今年我们团队又中标河北省重点研发计划——探索食管癌证候规律及有效方药的真实世界研究的项目，旨在"血液衰耗，胃脘干槁"核心病机在食管癌真实世界大样本中的验证。

谈到核心病机是对疾病发病本质最根本认识，也就是辨证最关键的内容，找到了核心病机，此病的主要证候即可确定，随之确定治疗法则，选方用药便是论治部分。若每个癌种都有其最核心的病机，治法方药就有其共同遵循的规律，有其相对固定的方剂，如此便可执简驭繁，事半功倍。若是以食管癌为例，找到核心病机，确立治疗大法，才有可能更好防治此病，甚至治愈此病。并以此核心病机观推延至其他癌种，执简驭繁，辨证辨病结合，提高治疗效果。

注重提高临床辨证的准确性，治疗的有效性，是中医自古以来的一贯主张。专病专方专药的临床研究与发展，一直受到临床研究者的高度重视，是中医提高辨证论治水平的重要途径之一，这对于推动中医辨证论治水平具有重要的临床意义。专病专药是指专门治疗某种疾病的有效方剂，清代徐灵胎曾言："一病必有一主方"。临床治疗必须从众多方药中取其精华，选用经得起重复的有效方药，尽早顿挫病患，扭转病机，慎防他变。有是证即有是药，故一症有一症之专药。专病专方对所治疗的疾病具有较强的针对性和确切的疗效，大都具有收效迅速，使用方便，药味精而价格廉的特点，其疗效突出可靠，尤其是著名医家临证实践而得，因其经得起检验，就更显得珍贵。

四、专病专方历史悠久

其实，中医自古以来就重视辨病与方药的对应关系，战国晚期的《五十二病方》中便记载了包括内、外、妇、儿、五官等五十二类疾病，基本上以病论治。从《神农本草经》到历代中药学专著，任意阅读都会发现每味药物都是指主治什么样的病症而言的。专病专方概念在《伤寒论》与《金匮要略》中也有体现。《伤寒论》中开宗明义的将"辨病脉证并治"列于篇首，并在每篇中都详论主病、主证、主方，同样在《金匮要略》中以专病专证成篇，同时首标"病脉证治"为题，二者皆是在专病专证专方基础上进行辨证论治的著作，这为后世宣扬这一学术思想奠定了基础。如太阳病中风桂枝汤主之；太阳病伤寒麻黄汤主之；阳明病经证白虎汤主之；阳明病腑实证承气汤主之；痉病属刚痉者葛根汤主之；痉病属柔痉者瓜蒌桂枝汤主之；乌梅丸治疗蛔虫证；炙甘草汤治疗心动悸证；甘麦大枣汤治疗脏躁病；越婢加术汤治疗风水病；大黄牡丹汤治疗肠痈等。皆以病概证，以证明治，治有专方形成了病证与方药的统一。清代徐大椿在《兰台轨范·序》中道其要义："欲治病者，必先识病之名，能识病之名而后求病之所由生，原其所由生，又当辨其生之因各不同，而病症所由异，然后考虑其治之法，一病必有主方，一病必有主药。"随着医学的发展，今人针对现代医学诊断中的某一种疾病，运用中医治法治则创制专方，用于临床中，收获颇丰。

五、专病专方意义深远

每一门学科或方法都有一定的局限性。辨证论治作为中医特色的诊疗思维方法也不例外。它的局限性具体表现在有时可能出现无证可辨的情况。例如有些疾病早期，虽已有器质性病变，但表现为隐匿状态而无法获知。如肿瘤早期、隐性糖尿病、隐性肾炎等疾病初期，此时患者无证可辨，失去了尽早治疗的机会。又如慢性肝炎、慢性肾炎等病经过治疗后症状减轻，甚至症状消失，但化验仍有阳性指标等，此时辨证论治的话，患者无明显症状，无法为医生提供有效信息，此时便可采取专病专方进行治疗。除无证可辨的情况，还会出现有证可辨，但出现辨证失误的情况。在某些情况下，由于年轻医生缺乏对疾病基本矛盾或本质的了解，出现错误判断，此时用药一般无明显疗效。正是辨证论治的中医诊疗思维方法的局限性促使专病专方形成。而关于辨证论治与专病专方的关系，岳美中先生指出专病专方治疗并不违背辨证论治精神，二者非但不悖，而且相辅相成。专病专方的初始阶段恰源于辨证论治，形成了"专病专方"还相对促进了辨证论治。

中国工程院院士、国医大师王琦根据清代徐灵胎《兰台轨范》中提出的"主病主方主药"构想，将专病专方的内涵界定为：高度针对贯穿整个疾病始终的主导病机，以一方为主，并可根据病情、证候、体质的多样性，据主方加味，体现了病-体-证一统观。如其所述，专病专方需在弄清疾病的核心病机和疾病发展阶段特殊病理变化之间关系的基础上应用。认清了疾病本质，也就确定了它的核心病机，据此给予相应的治疗，才能药到病除。通过某病核心病机的共性，选用有代表性的方剂治疗，进而可根据疾病各个阶段特有的病理变化，辨别细微症候，遣方用药时在专方的基础上进一步化裁加减应用。如此可执简去繁，提高年轻大夫辨证的准确性，提高临床疗效。

六、专方以专药为主

专药是指对某病某症有特殊功效的药物。徐灵胎说："一病必有一主方，一方必有一主药"。因其主要作用对象明确、疗效确切独特，受到历代医家青睐。古代有大量专方应用专药命名，诸如主治蛔厥的乌梅丸、主治疟母的鳖甲煎丸、主治肺痈的苇茎汤。例如白头翁汤中的白头翁，即为治疗热痢下重的主药、茵陈蒿汤中的茵陈蒿，即为治疗瘀热发黄的专药。专药用量宜大，是一方中的君药，其他药物与之相配，若用量无轻重，专方也就发挥不了专治的作用。如张锡纯先生善用石膏清热，从七岁稚子，到七旬老妪，甚至产妇，均重用石膏而获佳效。笔者于临床也将专病专药的理念融入常见肿瘤的治疗中，如治疗食管癌常用石见穿、威灵仙、急性子、冬凌草；治疗肝癌应用八月扎、凌霄花、莪术、守宫；治疗乳腺癌应用山慈菇、红豆杉、猫爪草、牡蛎；治疗宫颈癌应用土茯苓、败酱草、白花蛇舌草等，均收获良好的临床疗效。

七、专病专方案例枚举

1.笔者以为食管癌的核心病机为"血液衰耗，胃脘干槁"，应用加味启膈散治疗食管癌根治术后患者，可明显降低复发转移，提高患者生存质量；针对盆腔恶性肿瘤放射线治疗患者后出现的主要并发症放射性直肠炎，认为其病机属热毒内侵，火热毒邪损伤肠络，故治疗上以清热凉血散瘀为基本原则，选取槐花散合白头翁汤进行治疗；宫颈癌术后发热是临床常见并发症，观其临床表现，归纳病机为湿热蕴结，选用主治湿温、疫毒邪留气分，湿热并重之症的甘露消毒丹。

2. 皮肤疾患的种类颇多，但有些皮肤疾病的病因、病机比较固定，金代医学家张子和治疗皮肤疾患时采用专病专方。治疗头癣，《儒门事亲》卷五·白秃疮·九十六（简写为"卷五·九十六"）用"瓜蔓膏子一水盏，加半夏末二钱，生姜自然汁一两匙，狗胆一枚同调"，外用治疗；治疗带状疱疹，应用蒲公英清热解毒利湿，更有散结定痛之效；冻疮专方在卷十五·疮疡痈肿·第一中还记载有雀脑油涂、黄柏末乳汁调涂、鲜山药研泥涂等。

3. 国医大师张琪教授根据慢性肾衰竭的病机转变特点和多年临床经验，总结出健脾补肾、泄湿化浊、解毒活血法，应用肾衰保肾胶囊治疗慢性肾衰竭。不论是在临床症状的缓解，还是降低诊断学指标均疗效显著。

4. 房定亚教授"四妙消痹汤"治疗类风湿关节炎。类风湿关节炎活动期多为湿热毒瘀胶着关节而关节红肿热痛，"湿热毒痹"为患，既往用白虎加桂枝汤、宣痹汤等加减治疗，但效用较小。选用清热解毒，活血止痛的"四妙勇安汤"，对"毒热致痹，热毒伤络"的病机具有极强的针对性。

5. 曹洪欣教授总结出大气下陷证是病毒性心肌炎的常见证候，无论是急性期、慢性期、恢复期，该证都有不同程度的体现。运用益气升陷法以升陷汤加减治疗病毒性心肌炎取得了显著的疗效。

实践告诉我们，表现形式与事物间的关系是多元的，也就是说同一事物可以有多种不同的表现形式，而同一表现形式又可为多种事物所共存，这种状况构成了事物本身是多角度、多层次的，是纵横交叉的关系。现代中医临床面临复杂的疾病系统，其发展必须遵循自身的规律，灵活运用多维诊疗模式或多种方法。中医疾病史研究表明，识病辨病、以病统证、据病施方，为中医诊疗最为原始的内容。如《黄帝内经》所载治狂病之生铁落饮、治鼓胀之鸡矢醴、治脾瘅之兰草等13方。唐代孙思邈《千金要方》中对大小便不通、健忘、反胃、呕吐、噎膈、咳嗽、腰痛等疾病也分别列出简效实用方……古代医家不同于现代强调辨证用方，均重视以病确立其主要方剂。

专病专方精髓为把握疾病核心病机和疾病发展的病理变化之间关系，认清某病的核心病机，在此基础上遣方用药。在专方中应用专药，注重剂量的把握，从而可以达到最佳疗效。岳美中先生曾经指出："对于有确切疗效的专方专药必须引起高度重视"。专病专方数量巨大，临床疗效历历在目，如能下大力进行持久深入的研究，必将取得令世人瞩目的成就而造福于人类。

第二节　中西医结合　综合治疗

中西医结合在疾病的诊疗上发挥着重要作用，我国古代接种人痘预防天花，为日后牛痘疫苗的发现提供了宝贵的经验。屠呦呦发现的青蒿素，是中医药献给世界的一份礼物。陈竺院士使用砒霜治疗白血病、四川大学华西医院运用中西医结合治疗急性重症胰腺炎、成都中医药大学附属医院使用中西医结合方法治疗慢性肾脏病，均体现了中西医结合在疾病诊疗中的巨大优势。

中医与西医各有优势，在发展中应取长补短，相互补充，达到二者的有机结合。现代医学有着完备的科学技术手段（影像学、病理检查、免疫组化等），可精准定位病灶，针对性地给予干预措施以达到治愈疾病的目的；中医有着几千年宝贵的实践经验，强调"辨证论治"，根据患者不同的临床表现，辨析疾病证型而选方用药，调和患者体内阴阳平衡，改善患者临床症状。运用西医与中医相结合的方法，对疾病进行个体化诊断，推动诊疗水平的客观化及规范化，不仅为立法选方用药提供了标准，也为治疗机制的探讨提供有利条件，使中西医结合诊疗取得优于单用西医或中医的治疗效果。

肿瘤是当今世界上严重危害人类生命健康的疾病之一，中西医结合综合治疗肿瘤有着独特的优势。肿瘤可以发生在人体的任何地方，临床可见约200种癌症，其治疗难度高，目前任何一种单一疗法都难以根治，现代医学提倡中西医结合多学科的综合治疗，这理念与《黄帝内经》提出的"杂合而治"有相似之处。从整体上来看，肿瘤的发病是一个复杂动态变化的过程，肿瘤的病理特点决定了其发病过程中临床表现的多样性和复杂性，这就要求在临床中不能只看病、证的某一方面。在辨病与辨证中，肿瘤是一大类疾病的总称，不同的肿瘤具有不同的病理特征和临床表现，但也存在明显的共性。故而在临床中需要从病证结合的角度来认识中西医结合治疗肿瘤。

扶正祛邪是中医治疗恶性肿瘤的最基本原则，其中扶正治法主要针对各个脏腑气血阴阳虚衰给予对应的益气、养血、滋阴、温阳的药物治疗；而祛邪治法主要针对痰浊、瘀血、热毒给予化痰散结、活血化瘀及清热解毒药物治疗。西医治疗肿瘤包括手术、放化疗及靶向治疗等在内的多种治疗策略，均是通过直接杀伤肿瘤细胞来进行治疗，这与中医祛邪尤其是以毒攻毒的治疗理念不谋而合，然而很少兼顾机体自身的抗肿瘤能力。中医药恰恰在此方面发挥着重要作用，包括参芪扶正注射液、香菇多糖、人参皂苷、黄芪多糖等在内的多种中成药，广泛应用于临床，形成了颇具中国特色的恶性肿瘤中西医结合治疗模式。

中西医的有机结合，需要形成一套疗效最佳、副作用最小的中西医结合综合治疗方案，这在临床上意义非凡。笔者认为中医药应贯穿于肿瘤治疗的始终，越早应用中医药患者越受益。以河北地区的高发癌种食管癌为例，笔者针对不同阶段、不同分期，制定了不同的中西医结合方案，构建了中医药防治食管癌的体系，启膈方可显著降低Ⅰ~Ⅲ期食管癌根治术后患者复发转移率，可明显改善患者吞咽困难、进食、反流、疼痛、口干、食欲减退等方面症状，提升患者生活质量，且此研究成果于2019年荣获河北省科技进步二等奖。

中医药配合放化疗治疗肿瘤，可以增加放化疗的敏感性，减轻放化疗引起的毒副作用。放射治疗可有效治疗多种癌症，但也会引起副作用，常见疲倦、胃肠功能紊乱、白细胞减少和皮肤损伤等。每个人的反应都有所不同，这取决于患者癌症的类型、位置、放射治疗剂量和患者本身的健康状况。化疗也是当前治疗恶性肿瘤的常用方法，但同样化疗药物均存在不同程度的毒性，对正常组织细胞会产生损害，常见恶心、呕吐消化道症状，骨髓抑制、还会引起皮肤黏膜损伤等。

放射性直肠炎是放射性治疗过程中常见的并发症之一，以妇科肿瘤、前列腺肿瘤放疗中最为常见。现代医学对放射性直肠炎的发病机制目前仍不明确，大部分观点认为该病与放射性治疗引起的后续性炎症损伤有关。放射性治疗初期可损伤肠黏膜细胞壁，引起肠黏膜肿胀、脱水甚至糜烂，晚期则可引发肠壁纤维化，甚至导致肠腔狭窄或穿孔。由于现代医学对该病的发病机制不甚清楚，治疗也缺乏针对性，往往疗效欠佳。中医多将该病归于"痢疾""滞下"等范畴，认为放射治疗尽管可杀灭癌细胞，但具有"热毒"性质，若不能很好控制放射强度和范围，则很容易出现"毒热损伤"现象。火热毒邪侵入体内，直中肠腑，下迫大肠，出现大便次数增多，里急后重、肛门灼痛、坠痛不适等症状。故笔者确立清热凉血散瘀为治疗急性放射性直肠炎的基本法则，选用白头翁汤和槐花散进行治疗和临床研究，研究结果证实，治疗组症状缓解时间明显短于对照组，治疗后患者各项临床症状均得到明显缓解。同样，放射疗法还会引起放射性皮肤损伤，中医认为此病由于热毒过盛，火毒郁于肌肤，热盛则肉腐，从而产生脱屑、溃疡；热邪伤阴，热毒内郁而见脱屑、热痒；热入营血，血热互结，外发于皮肤而出现红斑；血失濡润，气血凝滞，经络阻塞而致灼痛。于临床中针对此病应用自拟外用凉血解毒膏，收效斐然，且临床研究表明中药组放射性皮炎总发生率要明显低于对照组（P<0.05），中药组有效率为70.0%，对照组有效率为40.0%，疼痛、瘙痒症状明显缓解，且皮炎的分级较轻，出现皮炎的时间较晚，可有效治疗Ⅱ～Ⅲ级放射性皮炎。

另外，就放化疗引起的白细胞减少症而言，西医认为放化疗后白细胞减少症主要发病机制在于放化疗抑制骨髓造血功能，使成熟白细胞凋亡后得不到及时更新，导致循环中的白细胞计数减少。而中医认为其发病机制不同于其他因素导致的白细胞减少，其关键病因是"毒邪"（化疗药物或放射线），其发生与进展是一个动态变化过程，并与人体气血阴阳、脏腑功能状态密切相关。"毒邪"初始损伤气血，后累及心脾，最后"毒邪"损伤阴血及精血，累及肝脾肾，最终精髓空虚，新血生化乏源，故可将其辨为气血两虚证。肿瘤放化疗后白细胞减少症中西医结合治疗专家共识（2022年版）中指出，运用rhG-CSF联合八珍汤进行中西医结合治疗本病。笔者在临床中，针对此病常用滋肾填精、健脾益气的自拟调营饮，动物实验表明该方可促进化疗后受损骨髓造血功能的恢复，增强免疫功能。

食管癌患者术后5年生存率较低，复发和转移是治疗失败的根本原因，且因术后生理解剖结构的改变，恶心、反流等症状严重影响了患者的生存质量。笔者根据多年临床经验，结合清代名医程钟龄所著《医学心悟》中启膈散，加减化裁创制而成启膈方，在大量的临床应用中发现启膈方对延缓食管癌术后复发和转移效果显著。对332例食管鳞状细胞癌根治术后患者进行调查研究，结果显示应用中药启膈方的患者无病生存期（DFS）明显延长，1年疾病复发转移率显著降低。且后续在实验室研究中发现启膈方可能通过调控Gas6与Axl抑制小鼠食管癌的发生与发展，并且能够提高4NQO诱导食管癌小鼠的生存率。启膈方通过调控Gas6、Axl及相关蛋白影响食管癌细胞迁移、侵袭和运动，并抑制裸鼠中食管癌肺转移瘤的进展。启膈方能够调控Gas6、Axl及相关蛋白，抑制615小鼠皮下移植瘤中癌细胞脱离原发灶，抑制肺转移。

中西医协同治疗除减少肿瘤复发转移外，中医配合手术治疗肿瘤还有助于患者术后恢复及减少术后并发症。胃瘫综合征是腹部手术后早期常见的并发症，主要发生在胃十二指肠术后，也可发生在非胃十二指肠手术中，是一种具有胃动力障碍的功能性疾病。根据中医对疾病的命名方式和胃瘫的临床症状，可归属于"痞满""呕吐""胃胀""纳呆""胃反"等病范畴。中国肿瘤患者术后胃瘫诊治中西医结合专家共识（2022版）对于术后胃瘫患者，治疗予以禁食、胃肠减压、静脉营养、促进胃肠道蠕动药物，还应配合针灸与中西医结合治疗方法，以帮助患者快速康复。

发热是妇科肿瘤术后常见症状，多在术后3天左右出现，经抗生素治疗后多数可控制。但临床可见妇科肿瘤术后发热缠绵不退，且无明显感染灶患者，运用常规抗生素收效不佳。通常西医多选用更高效广谱抗生素，但临床也未能全部奏效，且长期运用高效广谱抗生素易使机体产生耐药，同时又对机体造成不同程度损害，不利于术后患者恢复。笔者以临床中患者症状与中医典籍为据，宫颈癌术后患者虽病灶切除，但体内蕴结之湿热未完全清除，加上手术对肾、膀胱气化功能的影响，使水湿内停、郁久化热，故发热倦怠，尤以午后或夜间为甚，认为宫颈癌术后发热的病机离不开湿热蕴结。选用叶天士创制治疗湿温的名方甘露消毒丹进行治疗，且进行临床研究，研究发现，甘露消毒丹化裁治疗宫颈癌术后发热有显著疗效，在总有效率、症状积分改善及退热时间上均优于高效广谱抗生素亚胺培南。

此外，中医药联合免疫治疗，可通过多系统、多靶点、多环节、整体性调节肿瘤免疫微环境，对提高免疫治疗效果发挥积极作用。中医药作为个体化治疗肿瘤的重要方法之一，对于临床上遇到的一些特殊患者，如晚期患者肿瘤已经多发转移，既失去了手术机会，又对放、化疗不敏感，或者因年高体弱无法耐受放疗、化疗的患者，依从性好的患者，单纯应用中医药治疗，也取得了明显的疗效，很多患者症状减轻，生活质量改善，生存时间延长，肿瘤生长减缓、缩小甚至消失。

中西医结合应本着"病证结合、优势互补、突出疗效"的宗旨，西医最大的优势是辨病（影像学、病理检查、免疫组化等），针对疾病（癌块）的祛邪措施（手术、放化疗及靶向治疗），中医肿瘤学的最大优势是针对机体在整体观指导下的辨证论治，能结合中西医之长而取得较好的疗效。中西医学研究的对象是一致的，都是研究人体生命本质、健康养生、防治疾病，但两种医学的文化基础、哲学观点、思维方法不同，中西医结合将经历两种理论的接受与包容、实践中的认识与验证、在实践中提高与创新，中西医结合肿瘤学必须固守自身的特色与优势，在临床中找到利于发挥两者长处的切入点，总结提高，建立规范。在中西医结合防治肿瘤的过程中，要摒弃以往的西医为主，中医仅为手术或放化疗后辅助治疗的陈旧观念。

第三节　衷中参西　融会贯通

中西医结合是将传统中医与西医在理论与临床相结合的一种新的医学，中西医结合旨在提高临床疗效，阐明治疗的作用机制，获得新的医学启示。在临床中，因中医病名较多，容易混淆难辨，中医和西医病名命名体系存在差异。由于现代人在古文修养方面的缺乏，很大程度上阻碍了中医和西医在临床上的结合应用，阻碍了中医药的发展。除此之外，临床对于疾病的中医证候分型主要依靠医生经验与患者描述，缺乏客观、科学的诊断技术，增加误诊和漏诊发生的概率，这二者成为制约中西医结合发展的重要因素。这就要求我们在辨病与诊断中要衷中参西，秉持张锡纯"师古而不泥古，参西而不背中"的宗旨，以提高临床疗效为目标。

一、中西医病名的归属

"病"是对疾病发生发展全过程的临床特点与演变规律的高度概括，强调"全局性"，辨病即病名诊断。而"证"是对疾病所处某一阶段的病因、病性、病位等病理因素的概括，强调"现阶段"，辨证即证型诊断。中医经典古籍中充斥着根据病因、病症、病机、病位及因、症、机、位组合命名的中医病名。然而，中医病名中因西医东传时，对中医术语的不严谨借用而形成了古今异义病名，这对临床产生了不小的影响。

如食管癌，属于中医噎膈病范畴，最早记载于《黄帝内经》，谓之"鬲"，食管癌在临床症状上归属噎膈，但中医噎膈概念所涵盖的范围并非只有食管癌，还包括了食管良性狭窄、食管炎、食管贲门迟缓症等疾病。其预后转归有天壤之别，病因、病机与治法也势必不同。因此食管癌从属于中医学中噎膈的范畴，但食管癌不能等同于噎膈。元代著名医学家朱丹溪指出，"噎膈反胃，年高者不治；下如羊屎者不治……口中多出沫，但见沫多出者，必死"。清代医家沈金鳌在《杂病源流犀烛》中也指出，"惟噎而白沫大出，粪如羊屎，为不治之症"。由此可见，元代之后，随着治疗食管癌的临床经验不断完善，诸位医家意识到在"噎膈"

之中有一类患者是难以治愈的。虽然各医家并没有明确提出此种"噎膈不治证"的概念定义，但在其医学论述中已经很明确地将这种"不治证"与普通的"噎膈"做了区分。而这种高龄，伴有泛吐痰涎，大便干结，疼痛症状的"噎膈不治证"，其临床表现和预后更符合我们对食管癌的认识。

糖尿病的中医病名为"消渴"，其中"消"有三层含义：《说文解字》云"消，欲饮也"，意为渴欲饮水；王冰言"善消水谷"，意为消化；《素问》云"热多则筋弛骨消"，意为消瘦。渴的本意是水干，消渴作为病名符合糖尿病患者口渴多饮，多食消瘦的典型临床表现，同时提示了消渴的基本病机是阴虚内热。

肝硬化可依据其临床表现将其归属中医"胁痛""黄疸""积聚""鼓胀"等范畴，但在临床中许多患者既无黄疸，又无胁痛，无鼓胀，肝脾亦无肿大，尚无积聚可言，向武侠等将其命名为"肝叶硬"，"肝叶硬"最早出自清代高鼓峰的《医宗己任编·四明心法》，其中记载"肝藏血，血少则肝叶硬"，这一命名准确指出了肝硬化的中医发病机理。

笔者在临床中常会遇到癌症患者在应用西医治疗手段后出现一些并发症，而这些并发症中医古籍并无记载。如宫颈癌术后发热，宫颈癌属于中医"癥瘕""阴疮""崩漏""带下病"等范畴。宫颈癌术后患者虽病灶切除，但体内蕴结之湿热未完全清除，加上手术对肾、膀胱气化功能的影响，使水湿内停、郁久化热。故临床所见的术后发热倦怠，以午后或夜间为甚，脘腹胀满，渴不欲饮，口苦黏腻，小便短赤，大便溏泄，舌苔厚腻，脉濡数或滑数，为一派湿热交蒸之象。基于上述观点，宫颈癌术后发热的病机属于湿热蕴结。放射性直肠炎是盆腔恶性肿瘤患者放射治疗后的主要并发症，其临床表现包括腹痛、腹泻、黏液便、里急后重等症状，严重者可出现血便和肠梗阻。中医认为此病多属"肠癖""痢疾""腹痛""泄泻"等范畴，放射线被认为外来"火、热、毒"邪，病机总属热毒内侵，火热毒邪损伤肠络。同样，放射性皮肤损伤也是放射治疗中常见的并发症，中医学认为放射线是火热毒邪，放射性皮肤损伤是由于热毒过盛，火毒郁于肌肤，热盛则肉腐，从而产生脱屑、溃疡；热邪伤阴，热毒内郁而见脱屑、热痒；热入营血，血热互结，外发于皮肤而出现红斑；血失濡润，气血凝滞，经络阻塞而致灼痛。

中医病名应坚持道术并重、求同存异、彰显个性的原则，并参照现代医学的认识，按照符合理论体系、临床实践、逻辑规律、科学原理及命名原则对疾病进行治疗，在此基础上发展为病证结合、方证结合、中西医互补的治疗思路。运用西医病名与中医病证相结合的方法，其目的是为了规范中医的诊疗方案，加强中医的标准化，彰显中医药在现代病证中的优势。不得不承认，中医病名不能涵盖所有疾病，应利用现代先进技术手段，充分借鉴西医诊断学及各种先进学科，中西互参成为必然趋势。但必须明确，西医疾病不能直接替代中医辨病。

二、辅助检查与辨证的结合

随着中西医的互相渗透，中医认识疾病的角度逐渐由宏观向微观转变，即在传统辨证的基础上，将西医诊断及实验室、仪器检查结果作为补充。因此，选择合适的辅助检查方法、提高中医辨证分型的准确率对疾病诊断及治疗方案的制定具有重要作用。

西医影像学诊断的整体性、微观性思维与中医辨证诊断思维相似，随着计算机技术和大数据分析在医疗领域的迅速发展，影像组学在肿瘤领域的应用也越来越广泛，其通过机器学习或深度学习方法从传统的放射学图像中高通量地提取图像特征参数，并以客观、无创的方法获取肿瘤组织的异质性信息，进而反映疾病的病理改变，为疾病中医辨证分型的标准化提供了新的研究方法。影像、显微镜下组织的病理形态，都可以纳入"望诊"的范畴，成为辨证的客观依据，肺鳞癌为类似鱼鳞样的扁平细胞（称为鳞状细胞）癌变生长在气管内壁，而肺腺癌的癌细胞为类似腺体的细胞。根据二者常见临床症状，可归纳肺鳞状细胞癌多属痰火、肺腺癌多为寒湿。扩散加权成像（DWI），也可以称为弥散成像，相较于传统的MRI技术更进一步，它主要依赖于水分子的运动而非组织的自旋质子密度、T1值或T2值，为组织成像对比提供了一种新的技术，DWI已在乳腺癌与宫颈癌等疾病中与中医证型表现出密切相关性。除MRI之外，增强CT常作为胰腺癌、肝癌、肺癌诊疗常用的检查手段，临床上发现其影像特征与所属中医证型存在相关性，有望为胰腺癌、肝癌、肺癌中医辨证分型提供一定现代化依据，为中医证型的客观化、微观化、标准化提供借鉴和参考意义。

除影像学检查外，辅助检查还包括实验室检查，有关Ⅱ型糖尿病肾病患者实验室指标与中医辨证分型的相关性研究和报道也越来越多，Ⅱ型糖尿病肾病是临床常见的微血管病变之一，研究表明阴阳两虚型、脾肾阳虚型、气阴两虚型Ⅱ型糖尿病肾病患者血糖、血脂、超敏C反应蛋白、胱抑素C和同型半胱氨酸水平的相关性。在肿瘤的中医辨证中也可结合实验室检查，中医理论认为，肿瘤的基本病因是正气亏损、气血运行不畅。《医林改错》提到"肚腹结块，必有形之血",《医学十二种》指出"噎膈之证，必有瘀血"，明确了血瘀是肿瘤形成的重要因素。正如此，血瘀证的实验室诊断依据多包括微循环障碍、血液流变学异常、血小板聚集性增高、血黏度增高等。相关研究表明依据血瘀证实验室诊断中的"血液流变学"作为参照，以及凝血全项检测做对比，结果发现只有D-二聚体及纤维蛋白原与是否发生血瘀证之间存在线性相关，随着这两项指标数值的增加，恶性肿瘤患者发生血瘀证的可能性增大。另外，进展期胃癌脾虚证研究阐明，中重度脾虚组和轻度脾虚组相比较，红细胞、血红蛋白、血清总蛋白、人血白蛋白均下降；白细胞、血小板、血沉上升，有统计学意义，符合中医认为的脾为气血生化之源的理论，同时反映肿瘤状态发展进程的血沉加快，血小板数量上升，白细胞增多。其次中、重度脾虚组与轻度脾虚组相比较，补体C3、补体C4、IgA上升，T细胞亚群CD3、CD8降低。这些研究均揭示了实验室检查可协助判断患者证型。

西医肿瘤学往往是从细胞、分子层面，利用影像学检查、实验室检查的手段去判断肿瘤患者的病情变化，西医肿瘤学是以局部病理或癌细胞为研究核心。而中医肿瘤学是以患者整体的症状、体征为标准去评价患者的病情，其更为重视患者。癌症的个体化医疗的提出至如今精准医疗的盛行，西医肿瘤学的重点正从"人的病"向"病的人"转变，这种转变与中医千百年来提倡的"三因制宜"，四诊合参的辨证论治治疗体系产生了共鸣，也为中西医结合治疗肿瘤提供了互通的理论基础。西医治疗肿瘤提出的全程管理，与中医的整体观念高度契合。中医的整体观念和西医的分子靶向治疗都是一个认识疾病的过程，同病异治、异病同治的治则不仅仅限于中医学领域，其学术思想也充分展现在了现代医学对恶性肿瘤靶向治疗的研究过程当中。中医学所提出的整体观念、辨证论治在一定程度上启迪或契合了西医对恶性肿瘤的分子靶向治疗理念，一个从宏观（辨证）出发，一个从微观（靶点）出发，使机体与肿瘤和平共处，从而达到带瘤生存的目的。在中西医结合治疗肿瘤的道路上，我们应该倡导的是中医主导，中西医互补，而使肿瘤患者获得更多的临床受益。

今天我们反复倡导对传统文化的创造性转化与创新性发展，就是要于传统中求出新意。借用恽铁樵的话说："吾侪研究所得，渐与古说相离，不中不西，亦中亦西，命之为新中医。"这句话是积极的，而且应该是现代中医发展的方向。通过西医病名与中医病证的结合，中医辨证中融入现代诊断方法，这既坚持了中医特色，发挥了中医治疗该病的优势作用，也体现了现代医学对该病的认识，有利于推动中医临床诊治走向大众化、国际化。简言之，这门古老的科学要想继续造福华夏子孙，那就一刻也不能脱离求变求新。

第二章
治癌验案

第一节　鼻咽癌

周林平，男，61岁，鼻咽癌。

现病史：患者主因鼻腔衄血，2019年1月17日在河北省眼科医院做鼻咽喉镜，结果示鼻中隔右侧面嵴突，双侧下鼻甲稍肥大，左侧鼻底处有一光滑隆起，鼻咽部偏右侧脓性分泌物，吸出后可见黏膜欠光滑，易出血。已经取病理，病理诊断：不除外非角化性癌，未分化型，必要时上级医院会诊。2019年1月31日首都医科大学附属北京同仁医院病理示：鼻咽癌，非角化性，未分化型。鼻咽增强MRI：鼻咽右侧壁占位性病变，恶性可能性大；鼻咽左侧壁及顶后壁软组织增厚强化，双侧颈Ⅰ~Ⅳ区多发小淋巴结。PET/CT示：鼻咽右侧壁软组织影增多。可见异常葡萄糖高代谢。考虑恶性病变；两侧颈血管旁见多个小淋巴结，未见异常葡萄糖代谢，建议定期复查。查无放疗禁忌，给予放疗30次。放疗结束后，患者复查鼻咽＋颈部增强MRI示：提示鼻咽病变明显缩小。

初诊：2019年3月14日

刻下症：恶心、泛酸、口干咽痛、咽中不爽。舌红，有裂纹，少苔，脉弦细。

辨证：肺胃阴虚，胃气上逆

治法：滋养肺胃，降逆下气

方药：麦门冬汤加减

清半夏10g，山药30g，蝉蜕10g，麦冬20g，枇杷叶10g，炒麦芽15g，沙参15g，玄参15g，炙甘草10g，浙贝母10g

7剂，水煎服，日1剂，分早晚2次温服

二诊： 2019年3月21日

患者恶心、反酸稍有缓解。仍有口干、咽痛、咽中不爽，有异物感。舌脉同前，遂嘱咐患者上方继服7剂。

三诊： 2019年3月28日

患者恶心泛酸消失，咽痛稍有缓解

刻下症：仍有口咽干燥之症，便干，一日一行，舌红少苔，脉弦细。

辨证：肺胃阴虚，津液受损

治法：益胃润肺，养阴生津

方药：沙参麦冬汤加减

沙参15g，桑叶10g，桔梗10g，当归10g，天花粉15g，麦冬20g，僵蚕10g，百合15g，太子参10g，玉竹10g，山药30g，熟地20g，玄参15g，鸡内金10g，炙甘草6g

7剂，水煎服，日1剂，分早晚2次温服。

复诊： 2019年4月4日

患者口咽干燥减轻，舌脉同前，遂嘱患者继服上方7剂。

复诊： 2019年4月11日

患者2019年4月7日CT报告示：右肺上叶多发磨玻璃结节，

最大者直径约为0.4cm。

刻下症：咽痒口干，便干。舌红少苔，脉弦细。

辨证：阴虚内热，痰气互结

治法：养阴清热，化痰散结

方药：消瘰丸加味

玄参15g，山药30g，杏仁10g，桑叶10g，石见穿10g，浙贝10g，鸡内金10g，郁金10g，天冬15g，牡蛎30g，僵蚕10g，蝉蜕10g，沙参10g，生地20g，枳壳10g，紫苏子15g，麦冬15g，冬凌草10g

患者以上方辨证加减治疗2月余，右肺上叶多发磨玻璃结节较前稍有缩小。以滋养肺胃，养阴生津，化痰散结立法，辨证加减治疗至今。患者从发病至今，4年来坚持单纯中药治疗，治疗期间口咽干燥大有减轻，定期复查，病情稳定，患者及家属大为喜悦。

按语：初次患者就诊，以恶心、泛酸脾胃系统症状和口干咽痛症状为主，根据患者放疗治疗史，考虑为放疗所致，放疗火热毒邪，损伤阴液。选用"麦门冬汤"加减治疗，其出自于《金匮要略》："大逆上气，咽喉不利，止逆下气者，麦门冬汤主之"。费伯雄所言："半夏之性，用于温燥药中则燥，用于清润药中则下气化痰，胃气开通，逆火自降，与徒用清寒者真有霄壤之别"。在大量的甘润药中加入辛燥的半夏，虽然看似不协调，实则确实仲景善用半夏之功也。在大量麦冬的制约下，半夏温燥之性被抑而降逆之功犹存，即可降肺胃之逆气，又不致燥伤阴。可发挥本方润肺养胃，降逆下气之效，一则可针对放疗后口干副反应养阴生津；二则可润肺养胃，降逆胃气，针对患者恶心、泛酸的症状治疗。

服用上方半个月后，泛酸、恶心消失，但仍有口咽干燥之症，结合患者舌红少苔，脉弦细，可推断放疗对于患者整个机体阴液损伤严重，且喉为肺之门户。继以养阴生津治疗为主，应用沙参麦冬汤，本方出自于《温病条辨》，原文云："燥伤肺胃阴分，或热或咳者，沙参麦冬汤主之"。本方是一首常用的甘寒清润滋补方剂，方中沙参、麦冬清热润燥；玉竹、天花粉以助沙参、麦冬之功；白扁豆，甘草益气和胃取"培土生金"之义；桑叶宣达肺络以清肺。同时配用熟地、百合、当归养血滋阴；桔梗可载药上行。后患者再来复诊，检查胸部CT发现右肺上叶多发磨玻璃结节，针对肺结节遂以消瘰丸加减治疗，本方出自《医学心悟》，原文曰："瘰疬者，肝病也，肝主筋，肝经血燥有火则筋急而生瘰"。本方在前面的章节有所介绍，应用在肺结节的治疗中，也是为本方灵活应用之一。本方玄参、牡蛎、浙贝母三味药，三药同时配合可化痰、祛瘀、行郁、解毒，同时可益阴、固阴，配用石见穿、僵蚕、鸡内金、郁金等理气消滞散结之药以助力消瘰丸的功效，为防止其他散结之品辛散伤津，同时配伍大量养阴生津之品，沙参、麦冬、生地、天冬等。

临床体会：鼻咽癌治疗目的是有效提高鼻咽原发灶和颈部淋巴结转移灶的控制率，以减少局部肿瘤的复发率和降低远处的转移率，并且提高患者的生存质量。早期鼻咽部肿瘤的患者采用鼻咽部根治性放疗＋颈部预防性放疗，但放疗后多引发严重口干副反应，主要原因是放射线对唾液腺的损害。本患者以口咽干燥为主要症状。虽然在不同阶段，根据其症状调整方剂，但其整体思路都在围绕患者放疗后阴液亏损这个主要病机去治疗，从麦门冬汤到沙参麦冬汤，以及最后的消瘰丸都具有养阴生津之效，将养阴生津贯穿此患者总体治疗原则中。患者从发病至今，4年来坚持单纯中药治疗，定期复查，病情稳定。

第二节 喉癌

张士林，男，64岁，喉癌淋巴结转移。

现病史： 喉癌颈部淋巴结转移，术后放化疗后。患者在2021年8月31日行支撑喉镜下二氧化碳激光辅助后肿物切除术，术后病理示：（喉部肿物）鳞状细胞，高–中度分化，未见肯定脉管癌栓，安全缘部未见癌累及。2021年9月22日PET–CT示：两侧声襞形态饱满，内缘代谢高，考虑为术后改变；环状软骨前–高代谢结节，不除外淋巴结转移。患者于2021年10月15日行颈前淋巴结活检病理结果示：鳞状细胞癌，KI–67（20%~30%）、EGFR（+中等强，>90%）。后给予放化疗治疗，每周一次顺铂化疗，共3个周期治疗。

初诊： 2022年1月11日

刻下症： 咽痛、咳白痰、声音嘶哑、口干。舌红苔白腻，脉濡细

辨证： 阴虚内热，痰火凝结

治法： 滋阴清热，化痰散结

方药： 消瘰丸加减

浙贝母10g，桔梗10g，蝉蜕10g，芦根15g，僵蚕10g，甘草6g，紫苏子10g，牡蛎30g，桑叶10g，茯苓30g，玄参10g，杏仁

10g，枇杷叶10g

7剂，水煎服，日1剂，分早晚2次温服。

二诊： 2022年1月18日

患者自述咽痛、咳痰稍有减轻，余症未见明显变化，舌脉同前。遂嘱患者上方继7剂。

复诊： 2022年1月25日

患者咽痛消失、咳痰量减少

刻下症： 患者口干甚，夜间咳嗽加重，舌紫暗，苔白腻，脉沉涩

辨证： 阴虚内热，瘀血阻络

治法： 滋阴清热，活血通络

方药： 上方加赤芍10g、丹参10g、冬凌草10g、天花粉10g

7剂，水煎服，日1剂，分早晚2次温服。

患者自述服用7剂后，自觉口干、咳嗽均有缓解。正值春节期间，遂患者继服上方7剂。

复诊： 2022年2月8日

患者口干、咳嗽大有减轻

刻下症： 乏力，自觉身体困重。舌红苔白厚，脉濡缓

辨证： 脾虚不运，痰湿蕴结

治法： 补气健脾，化痰除湿

方药： 二陈汤加减

清半夏10g，浙贝母10g，僵蚕10g，石见穿10g，陈皮10g，紫苏梗10g，山慈菇6g，蝉蜕10g，茯苓30g，紫菀10g，生牡蛎30g，冬凌草10g，甘草6g，款冬花10g，杏仁10g，炒薏苡仁30g

患者以上方服用近1月，乏力困重消失，舌淡红，苔薄白，脉濡细。后继以滋阴清热、化痰散结、活血通络立法，辨证加减

治疗，此患者自觉症状改善，坚信中医药的疗效，2年来服药从不间断，病情稳定。

按语：本患者喉癌术后出现淋巴结转移，此病证可归属于中医"瘰疬"的范畴。古之瘰疬其望诊可见，切诊可及，但本患者其淋巴结转移是由影像检查所得，启示我们中医理论可同现代科技检测结果相结合，将中医病证范围扩充。对于此病，以"消瘰丸"加减，其出自《医学心悟》，以元参、贝母、牡蛎三药组成，虽然药仅为3味，但疗效且佳。程氏曰："此方奇效，治愈者不可胜计，予亦刻普方送矣，不可因药味少而轻之"。本病治疗，选用消瘰丸，也为此方灵活应用之一。患者有放射线治疗经过，放射线为火毒夹痰，故治疗口干不可纯用养阴，化痰不可温燥。根据药物功效来看，该方所治疗涉及痰、瘀、郁、毒并且具有养阴之效。玄参具有"散瘿瘤瘰疬"之功，其具有直走血分而通血瘀之效；贝母具有"治项下瘤瘿疾"之力，可化痰降气，开郁结；《本草纲目》云，牡蛎具有"消疝瘕积块，瘿疾结核"之效。患者再次复诊，查体见其舌质紫暗，脉沉涩，考虑其有血瘀之证，故再加用赤芍、丹参活血之品；口干甚加天花粉以养阴生津。笔者常灵活应用此方，辨证加减治疗咽喉、甲状腺肿瘤、肺结节、某些癌症的淋巴结转移。这些病虽不完全同于瘰疬，但属于瘰疬范畴，此亦为古方之新用也，同时也体现了中医辨证论治，异病同治的特点。服用近1月后患者再次前来复诊，诸症缓解，此时出现身体乏力、困重症状，查体患者苔白厚，脉濡缓。重浊乃为痰湿邪气的特点。明代吴昆言："痰湿者，痰源于湿也。水饮入胃，无非湿化，脾弱不能克制，停于膈间，中下二焦之气熏蒸稠黏，稀则曰饮，稠则曰痰，痰生于湿，故曰湿痰也"。并且湿邪困脾，脾运化失司，气血化生无力，故见乏力。遂用二陈汤加减治疗，清代陈念祖评价此方为"痰饮之通剂也"；同时配用炒薏苡仁加强健脾祛湿作用；浙贝母、紫菀、杏仁、款冬花又可使痰湿之邪从上焦而出。经近1月调理，乏力困重之症消失，体力得到恢复。

临床体会：原发性喉癌是指原发部位在喉部的恶性肿瘤，其发病率为头颈部恶性肿瘤的第二位，并在全球呈上升趋势。喉癌的远处转移是造成患者的死亡原因，故术后常通过辅助放化疗清除残余的肿瘤细胞，放射线在中医看来为"火热毒"邪，导致患者耗气伤津，气阴亏虚。对于此病术后患者，减轻放疗副反应，防止其复发转移，稳定病情，延长患者生存期，提高患者生活质量，乃是中医药治疗的特色和优势。

第三节 肺癌

芦藏荣，女，70岁，左肺腺癌骨转移、淋巴结转移。

现病史：患者于2016年11月12日行胸部CT示：左肺下叶团块状软组织影；左侧胸腔积液；纵隔多组淋巴结肿大。行气管镜病理刷片示：发现瘤细胞，考虑腺癌。头颅MRI和全身骨扫描示：未见转移征象。颈锁浅表淋巴结彩超示：右颈根部可见约1.3cm×1.0cm实性低回声结节，未见淋巴门结构，CDFI：其内可见少许血流信号；左颈根部及锁骨上窝可见数个实质低回声结节，未见淋巴门结构，较大者1.2cm×1.0cm。患者于2016年12月14日开始行左肺、纵隔、双锁上病变三维适形放疗30次。

2016年12月16日AP方案化疗1周期。放疗结束后全面复查示：患者肿瘤标志物降至正常；左肺病变及纵隔、双锁骨上淋巴结均较前明显缩小，病变基本消失。疗效评价：接近CR。患者于2017年5月4日、2017年5月31日行AP方案化疗2周期。2017年6月27日复查胸部CT示：左肺下叶软组织密度影。全身骨扫描：颈椎可见结节状异常放射性浓聚。2017年7月3日、2017年8月3日行AP方案化疗2周期。2017年8月8日复查胸部CT示：左肺下叶软组织密度影，与2017年6月27日比较略缩小。2017年9月1日行AP方案化疗1周期。2017年12月1日复查胸部CT示：左肺下叶软组织密度影，与2017年8月8日比较无明显变化。全身骨扫描示：颈椎可见结节状异常放射性浓聚，与2017年6月27日相比浓聚程度稍减低。2018年7月30日复查CT示：左肺门软组织影增多；腹腔多发稍大淋巴结。全身骨扫描示：颈椎可见结节状异常放射性浓聚，较前相比浓聚程度增高。患者于2018年8月8日行第2、3棘突附件肿瘤切除+颈枕内固定术。术后病理示：腺癌，考虑肺源性。基因检测示：E19 Ex19Del突变。患者于2018年9月25日开始口服吉非替尼靶向治疗，2019年6月患者确诊肺结核，停抗肿瘤靶向治疗，开始抗结核杆菌治疗。

初诊：2019年7月15日

刻下症： 发热，咳嗽，黄痰质稠难咯，乏力，气短，声音嘶哑，纳差，大便不畅，舌紫暗、苔少，脉濡数。

辨证： 痰热壅肺，气阴两虚。

治法： 清肺化痰，益气养阴。

方药：《千金》苇茎汤加减。

芦根30g，桃仁10g，薏苡仁50g，浙贝15g，前胡15g，鱼腥草 20g，白前 10g，枇杷叶 15g，冬瓜子 20g，苏子 15g，桔梗 15g，紫菀 10g，款冬花 10g，黄芩 12g，桑白皮 10g，生甘草 10g，西洋参 6g，蝉蜕 10g，丹参 10g，重楼 6g。

7剂，水煎服，日1剂，分早晚2次温服。

二诊：2019年7月18日

患者上方服用3剂后发热退，咳嗽减轻。

刻下症：咳嗽，黄痰量多，声音嘶哑，气短，乏力，舌红苔少，脉数。

方药：上方加僵蚕 10g、牡蛎 30g。

7剂，水煎服，日1剂，分早晚2次温服。

三诊：2019年8月1日

患者服用上方12剂后，咳嗽明显缓解，咳痰减少。

刻下症：稍咳，白痰量少，乏力，纳差，舌淡红苔薄白，脉濡。

辨证：痰湿阻滞，肺气上逆。

治法：燥湿化痰，降逆止咳。

方药：二陈汤加减。

半夏 10g，陈皮 10g，茯苓 30g，甘草 6g，紫苏子 15g，莱菔子 10g，紫菀 10g，款冬花 10g，枇杷叶 10g，太子参 10g，车前子 15g（布包），白前 10g，旋覆花 10g（布包）。

7剂，水煎服，日1剂，分早晚2次温服。

四诊：2019年8月15日

患者服药2周后咳嗽、咳痰消失，乏力、纳差减轻。

刻下症：偶有胸闷，乏力，纳差，舌淡苔白，脉濡。

辨证：脾肺气虚，痰湿蕴阻。

治法：健脾益肺，理气化痰。

处方： 六君子汤加减。

太子参10g，茯苓30g，炒白术10g，炙甘草6g，半夏10g，陈皮10g，紫菀10g，款冬花10g，苏子15g，枳壳10g，炒薏苡仁30g，桔梗10g，郁金10g，浙贝10g，山慈菇6g。

7剂，水煎服，日1剂，分早晚2次温服。

患者上方辨证加减治疗至2019年9月底抗结核治疗结束，复查CT显示肺癌病灶稳定。其后患者继续口服吉非替尼靶向治疗，配合中药以健脾益肺、化痰散结立法辨证加减治疗至今，已近4年，患者病情稳定，生活状态良好。

按语： 患者初诊以"发热、咳吐黄黏痰、乏力、气短、舌红苔少"为主症，证属"痰热壅肺、气阴两虚"，为热邪犯肺，炼液成痰，耗伤气阴所致。故以"清肺化痰、益气养阴"立法，以《千金》苇茎汤加西洋参等益气养阴之品治疗。苇茎汤出自《外台秘要》，具有清肺化痰、逐瘀排脓之功效，主治热毒壅滞、痰瘀互结之肺痈，症见身有微热，咳嗽痰多，甚则咳吐腥臭脓血，胸中隐隐作痛，舌红苔黄腻，脉滑数。《内经》曰："热盛则肉腐，肉腐则成脓"。《成方便读》记载："痈者，壅也，犹土地之壅而不通也。是以肺痈之证，皆由痰血火邪，互结肺中，久而成脓所致。桃仁、甜瓜子皆润燥之品，一则行其瘀，一则化其浊；苇茎退热而清上，苡仁除湿而下行。方虽平淡，其散结通瘀、化痰除热之力实无所遗。以病在上焦，不欲以重浊之药重伤其下也"。《金匮要略论注》记载："此治肺痈之阳剂也。盖咳而有微热，是在阳分也；烦满，则挟湿矣；至胸中甲错，是内之形体为病，故甲错独见于胸中，乃胸上之气血两病也。故以苇茎之轻浮而甘寒者，解阳分之气热；桃仁泻血分之结热；薏苡仁下肺中之湿；瓜蒂清结热而吐其败浊，所谓在上者越之耳"。患者"痰热壅肺"明确，故用苇茎汤佐以益气养阴、化痰止咳之品，增强其清肺化痰止咳之功。患者服药3剂后发热退，咳嗽减轻，患者继续服用12剂后，咳嗽明显缓解，咳痰减轻。其后主要症见"稍咳，白痰量少，乏力，纳差"，证属"痰湿阻滞、肺气上逆"，故治以"燥湿化痰、降逆止咳"，处方二陈汤加减。二陈汤出自《太平惠民和剂局方》，具有燥湿化痰、理气和中之功效。临床主治痰湿证，症见咳嗽痰多，色白易咯，恶心呕吐，胸膈痞闷，肢体困重，或头眩心悸，舌苔白滑或腻，脉滑。《太平惠民和剂局方》记载本方"治痰饮为患，或呕吐恶心，或头眩心悸，或中脘不快，或发为寒热，或因食生冷，脾胃不和"。《丹溪心法附余》曰"此方半夏豁痰燥湿，橘红消痰利气，茯苓降气渗湿，甘草补脾和中。盖补脾则不生湿，燥湿渗湿则不生痰，利气降气则痰消解，可谓体用兼赅，标本两尽之药也。今人但见半夏性燥，便以他药代之，殊失立方之旨"。患者服药2周后咳嗽、咳痰消失，乏力、纳差减轻。余症主见"偶有胸闷，乏力，纳差"，证属"脾肺气虚、痰湿蕴阻"，故以"健脾益肺、理气化痰"立法，以六君子汤加减治疗。六君子汤出自《医学正传》，具有益气健脾、燥湿化痰的功效。患者以此方辨证加减治疗至抗结核治疗结束，复查CT显示肺癌病灶稳定。

临床体会：肺癌作为最常见的恶性肿瘤之一，治疗难度大，因此肺癌的早期诊断、治疗及多学科的综合治疗极为迫切。中医药作为肿瘤治疗的一种方法，在长期的治疗实践中积累了许多经验，取得了较好的疗效。根据临床表现，肺癌可归属于中医学"肺积""咳嗽""胸痛"的范畴。《素问·咳论》记载："肺咳之状，咳而喘息有音，甚则唾血"，这些症状在肺癌中均可见到。《金匮要略·肺痿肺痈咳嗽上气病脉证治》中的"寸口脉数，其人咳，口中反有浊唾涎沫"的肺痿，"咳即胸中隐隐痛，脉反滑数……咳唾脓血"的肺痈，也可见于肺癌病人。《素问·玉机真脏论》说："大骨枯槁，大肉陷下，胸中气满，喘息不便，内痛引肩项，身热脱肉破"等，与晚期肺癌的临床表现很相似。《济生方》记载："息贲之状，在右胁下，覆大如杯，喘息奔溢，是为肺积；诊其脉浮而毛，其色白，其病气逆，背痛少气，喜忘，目暝，肤寒，皮中时痛，或如虫缘，或如针刺"。明代张景岳论述："劳嗽，声哑，声不能出或喘息气促者，此肺脏败也，必死"，其对劳嗽症状的描述，大抵与晚期纵隔淋巴结转移压迫喉返神经而致声哑相似。此患者为肺癌颈淋巴结转移放化疗后颈椎转移，靶向治疗过程中出现肺结核感染，停用靶向药进行抗结核治疗。患者自痰中检测出结核杆菌后，开始抗结核杆菌治疗，期间停用肺癌靶向药，应用中药辨证治疗，患者肿瘤病灶稳定，症状改善。抗结核杆菌治疗后，患者恢复靶向药的使用，继续配合中药以健脾益肺、化痰散结立法辨证加减治疗至今，已近4年，患者病情稳定，生活状态良好，可见中药在调整机体内环境稳态、抗肿瘤中的重要作用。

第四节　食管癌

张福生，男，56岁，食管癌放疗后。

现病史： 患者因吞咽不畅3月于2017年10月20日就诊，食管镜检查示：食管距门齿19~24cm可见溃疡型新生物，咬检病理示：食管中分化鳞状细胞癌。因患者肿瘤位于食管上段，手术难度大，放弃手术治疗。遂于2017年12月26日开始行食管癌放射治疗（60Gy/30次），2018年2月15日放疗结束。放疗后患者出现放射性食管炎，下咽疼痛，持续不解，遂求中医治疗。

初诊：2018年3月19日

刻下症：下咽疼痛，痰少而黏，胸部憋闷，便干，舌红苔少，脉弦数。

辨证：痰火郁结，胃阴亏虚。

治法：清热化痰，滋养胃阴。

方药：小陷胸汤合启膈散加减。

黄连6g，半夏10g，瓜蒌10g，郁金15g，沙参10g，丹参10g，茯苓15g，浙贝10g，砂仁6g（后下），枇杷叶10g，紫菀10g，芦根15g，当归10g，石见穿10g，紫苏子10g，桃仁10g，前胡10g，枳壳6g。

7剂，水煎服，日1剂，分早晚2次温服。

二诊：2018年4月3日

患者上方服用2周后，下咽疼痛减轻，胸部憋闷消失，便干缓解。

刻下症：下咽疼痛，痰少而黏，舌红苔少，脉弦细。

方药：上方加生甘草6g、天冬10g。

7剂，水煎服，日1剂，分早晚2次温服。

患者上方辨证加减治疗月余，吞咽疼痛、咯痰消失。

复诊：2018年5月15日

刻下症：下咽稍有不畅，舌红苔少，脉弦硬数。

辨证：胃阴亏虚，失于和降。

治法：滋阴润燥，和胃降逆。

方药：启膈散合麦门冬汤加减。

郁金15g，沙参10g，丹参10g，茯苓30g，浙贝10g，半夏10g，麦冬20g，玄参10g，威灵仙15g，紫苏子10g，当归15g，旋覆花10g（布包），山药20g，石见穿15g，山慈菇6g。

7剂，水煎服，日1剂，分早晚2次温服。

患者上方服用半月余，下咽较前顺畅，但舌红苔少缓解不甚明显，后继续以滋养胃阴、降逆和胃立法，以启膈散、益胃汤、麦门冬汤等方辨证加减治疗至今已有5年余，患者规律复查正常，未出现复发转移，吞咽顺畅，生活状态良好。

按语：患者初诊以"下咽疼痛，痰少而黏，便干，舌红苔少"为主要表现，证属"痰火郁结、胃阴亏虚"，故以"清热化痰、滋养胃阴"立法，以小陷胸汤合启膈散加减治疗。小陷胸汤出自《伤寒论》，具有清热化痰、宽胸散结之功效，主治痰热互结之结胸证，症见胸脘痞闷，按之则痛，或心胸闷痛，或咳痰黄稠，舌红苔黄腻，脉滑数。《伤寒论·辨太阳病脉证并治》曰："小结胸病，正在心下，按之则痛，脉浮滑者，小陷胸汤主之"。《伤寒来苏集·伤寒附翼》记载："热入有浅深，结胸分大小。心腹硬痛，或连小腹不可按者，为大结胸，此土燥水坚，故脉亦应其象而沉紧。止在心下，不及胸腹，按之知痛不甚硬者，为小结胸，是水与热结，凝滞成痰，留于膈上，故脉亦应其象而浮滑也。秽物据清阳之位，法当泻心而涤痰。用黄连除心下之痞实，半夏消心下之痰结，寒温并用，温热之结自平。瓜蒌实色赤形圆，中含津液，法象于心，用以为君，助黄连之苦。且以滋半夏之燥，洵为除烦涤痰、开结宽胸之剂。虽同名陷胸，而与攻利水谷之方悬殊矣"。启膈散出自《医学心悟》，具有理气开郁、润燥化痰的功效，主治噎膈，症见吞咽梗阻，胸膈痞胀隐痛，嗳气则舒，干呕或泛吐痰涎，或伴大便艰涩，口干咽燥，形体逐渐消瘦，舌红苔白，脉细弦。《医学心悟》记载："噎膈，燥症也，宜润。经云：三阳结谓之隔。结，结热也，热甚则物干。凡噎膈症，不出胃脘干槁四字。槁在上脘者，水饮可行，食物难入。槁在下脘者，食虽可入，久而复出。夫胃既槁矣，而复以燥药投之，不愈益其燥乎？予尝用启膈散开关"。患者以上两方合用辨证加减治疗月余，吞咽疼痛、咯痰消失。其后患者又出现吞咽稍有不畅，结合舌脉，证属"胃阴亏虚、失于和降"，故以"滋阴润燥、和胃降逆"立法，以启膈散合麦门冬汤加减治疗。麦门冬汤出自《金匮要略》，具有清养肺胃、降逆下气之功效，主治胃阴不足证，症见呕吐，纳少，呃逆，口渴咽干，舌红少苔，脉虚数。《金匮要略·肺痿肺痈咳嗽上气病脉证并治》记载："大逆上气，咽喉不利，止逆下气者，麦门冬汤主之"。《金匮要略方论本义》记载："火逆上气，夹热气冲也；咽喉不利，肺燥津干也，主之以麦冬生津润燥，佐以半夏，开其结聚；人参、甘草、粳米、大枣，概施补益于胃土，以资肺金之胁，是为肺虚有热津短者立法也。亦所以预救乎肺虚而有热之痿也"。患者以上两方合用半月余，下咽较前顺畅，但舌红苔少缓解不甚明显，后继续以滋养胃阴、降逆和胃立法。

临床体会：食管癌属于中医学"噎膈"范畴，中医学对噎膈的记载历史悠久且内容丰富。古代医籍记载，噎膈患者普遍存在"膈噎不通、形体枯槁、大便干结如羊屎"等表现，从战国至明清，众多医家对噎膈的病机有"津液枯涸、燥盛津亏、血液俱耗、胃阴耗伤"等相关论述。河北是食管癌的高发地区，通过多年临床实践，发现食管癌患者大多存在"下咽艰涩、形体消瘦、大便干结、苔少、脉细"等"津血亏虚、胃阴亏耗"的临床表现，综合古代医家对噎膈临床表现及病机的相关论述，总结临床食管癌患者的诊疗经验，提出食管癌的核心病机为"血液衰耗，胃脘干槁"，针对性地创立"甘润濡养"的食管癌治疗大法。瘀血、痰阻、气滞只是食管癌在不同阶段派生的不同表现，并非食管癌之病机本质，只有彻底改变患者"血液衰耗，胃脘干槁"的病理状态，以"甘润濡养"立法，贯穿于食管癌治疗的始终，才能取得理想的临床疗效。患者因食管癌病灶位于食管癌上段，距离咽喉较近，无手术适应证，遂行食管癌放射治疗。放射线属于中医"火热"毒邪，患者放疗后出现放射性食管炎，吞咽疼痛较明显，综合辨证，证属胃阴亏虚、痰火郁结，故以小陷胸汤合启膈散加枇杷叶、芦根等清热化痰、养阴润燥之品进行治疗。患者服药2周后，下咽疼痛减轻，胸部憋闷消失，便干缓解。继续以原方加清热养阴之品天冬、生甘草进行治疗，患者服用月余，吞咽疼痛、咯痰消失。后患者出现下咽稍有不畅，结合舌脉，病机为胃阴亏虚、失于和降，故以启膈散合麦门冬汤加减滋阴润燥、和胃降逆，方中威灵仙为食管癌之专病专药，具有"祛风湿、通经络、止痛、消骨鲠、散癖积"之功效，现代药理研究表明其能促进吞咽运动，从而达到缓解食管梗阻的目的，患者服药半月余，下咽较前顺畅。其后患者临床症状较少，但舌红苔少较为明显，结合患者病位，后继续以滋养胃阴、降逆和胃立法，以启膈散加减治疗，至今已有5年余，未出现复发转移，生活状态良好，可见中药在预防食管癌复发转移中具有一定的优势。

第五节 胃癌

王连文，女，80岁，胃腺癌。

现病史： 患者因"腹胀，纳差"于2021年9月28日入院行胃镜检查示：胃体弯侧近胃底可见一巨大菜花样新生物，大小约8cm×8cm，形态不规则，上覆污苔，可见活动性渗血，质脆，触之易出血。胃镜活检病理示：（胃底）腺癌。全腹CT示：胃大弯侧不规则软组织团块，最大横径7.5cm×6.8cm×7.5cm，病变密度较均匀；腹膜后可见若干小淋巴结。

初诊：2021年10月18日

刻下症： 纳差，偶有胃痛，口干、苦，寐差，大便干、3~4日一行，小便调，舌红苔少，脉沉细。

辨证： 胃阴亏虚，肠腑不通。

治法： 滋养胃阴，润肠通便。

方药： 增液汤合麻子仁丸加减。

玄参20g，生地20g，麦冬30g，炙甘草6g，火麻仁10g，枳实10g，当归20g，白芍15g，柏子仁15g，酸枣仁10g，石见穿10g，山药30g，鸡内金10g，郁金10g，西洋参10g。

7剂，水煎服，日一剂，分早晚2次温服。

二诊：2021年10月25日

患者服药1周后，纳食好转，大便通畅。

刻下症： 寐差，心悸，偶有胃痛，舌红苔少，脉细弱。

辨证：阴虚血少，心神不安。

治法：滋阴清热，养血安神。

方药：天王补心丹加减。

酸枣仁10g，当归10g，柏子仁15g，天冬15g，炙甘草6g，熟地20g，麦冬30g，沙参10g，山药30g，郁金10g，白芍15g，石见穿10g，太子参10g，半夏10g，五味子10g。

7剂，水煎服，日1剂，分早晚2次温服。

患者上方辨证加减治疗月余，睡眠好转，胃痛减轻。

复诊：2021年12月10日

刻下症：胃胀，呃逆，口咽干燥，乏力，舌红苔少，脉细弱。

辨证：气阴两虚，胃气上逆。

治法：益气养阴，和胃降逆。

方药：麦门冬汤合启膈散加减。

半夏6g，麦冬30g，郁金15g，沙参10g，丹参10g，浙贝10g，砂仁6g（后下），山药30g，炙甘草10g，西洋参10g，旋覆花10g（布包），天冬15g，枇杷叶10g，石见穿10g，山慈菇6g，三七粉2g（冲服）。

7剂，水煎服，日1剂，分早晚2次温服。

患者服药半月余，呃逆消失，胃胀、口干等症缓解。继续以"滋养胃阴"立法，选用益胃汤、启膈散、沙参麦冬汤等方剂辨证加减治疗至今，已近两年，患者饮食、睡眠等生活状态良好，生活质量较高。

按语：患者初诊以"纳差，偶有胃痛，口干、苦，大便干"等"胃阴亏虚、肠腑不通"的临床表现为主，故以"滋养胃阴、润肠通便"立法，处方增液汤合麻子仁丸加减。增液汤出自《温病条辨》，具有滋阴润燥、增水行舟之功效，主治温病津伤之便秘，症见便秘、口渴、舌干、脉细数或沉而无力。《温病条辨》记载："温病不大便，偏于阴亏液涸之半虚半实证。方取元参为君，其味苦微寒，壮水制火，通二便，启肾水上潮于天；麦冬治心腹结气，能补能润能通，故以为佐；生地亦主寒热积聚，逐血痹，用细者取其补而不腻，兼能走络也。三者合用，可收增水行舟之功"。麻子仁丸出自《伤寒论》，具有润肠泻热、行气通便之功效，主治肠胃燥热、脾约便秘证，症见大便干结，小便频数，苔微黄少津。《伤寒论·辨阳明病脉证并治》记载："跌阳脉浮而涩，浮则胃气强，涩由小便数，浮涩相搏，大便则硬，其脾为约，麻子仁丸主之"。《绛雪园古方选注》记载："下法不曰承气，而曰麻仁者，明指脾约为脾土过燥，胃液日亡，故以麻、杏润脾燥，白芍安脾阴，而后以枳朴大黄承气法胜之，则下不亡阴。法中用丸渐加者，脾燥宜用缓法，以遂脾欲，非比胃实当急下也"。患者合方加减治疗1周后，纳食好转，大便通畅。其后患者以"寐差，心悸，舌红苔少"为主要见症，证属"阴虚血少、心神不安"，故以"滋阴清热、养血安神"立法，以天王补心丹为主治疗。天王补心丹出自《校注妇人良方》，具有滋阴清热、养血安神之功效，主治阴虚血少、神志不安证，症见心悸怔忡，虚烦失眠，神疲健忘，或梦遗，手足心热，口舌生疮，大便干结，舌红少苔，脉细数。《校注妇人良方》记载此方能"宁心保神，益血固精，壮力强志，令人不忘。清三焦，化痰涎，祛烦热，除惊悸，疗咽干，养心神"。《古今名医方论》记载："补心丹用生地黄为君者，取其下足少阴以滋水主，水盛可以伏火，此非补心之阳，补心之神耳。凡果核之有仁，犹心之有神也。清气无如柏子仁，补血无如酸枣仁，其神存耳。参、苓之甘以补心气，五味之酸以收心气，二冬之寒以清气分之火，心气和而神自归矣；当归之甘以生心血，玄参之咸以补心血，丹参之寒以清血中之火，心血足而神自藏矣。更假桔梗为舟楫，远志为向导，和诸药入心而安神明。以此养生则寿，何有健忘、怔忡、津液干涸、舌上生疮、大便不利之虞哉"。患者上方辨证加减治疗月余，睡眠好转，胃痛减轻。患者余症可见"胃胀、呃逆、口咽干燥、乏力、舌红苔少、脉细弱"，证属"气阴两虚、胃气上逆"，故以"益气养阴、和胃降逆"立法，给予麦门冬汤合启膈散加减。患者服药半月余，呃逆消失，胃胀、口干等症缓解。其后继续以"滋养胃阴"立法，选用益胃汤、启膈散、沙参麦冬汤等方剂辨证加减，同时应用石见穿10g，山慈菇等治疗胃癌、食管癌的专药，活血散结、理气化痰治疗至今，病情稳定，生存质量良好。

临床体会： 胃癌起源于胃黏膜上皮，是临床发病率最高的消化系统恶性肿瘤，其发病与遗传因素、感染因素、饮食习惯等密切相关，根治性手术是胃癌主要治疗措施，但胃癌起病隐匿，部分患者就诊时已失去手术机会，或年高体衰手术风险巨大，且术后脾胃功能受到较大影响，故老年晚期患者，中医药治疗占主要地位。胃癌可归为中医学"胃反""胃脘痛"等范畴，《素问·六元正纪大论篇》："民病胃脘当心而痛，上支两胁，膈咽不通，食饮不下"，张仲景《金匮要略》："朝食暮吐，暮食朝吐，宿食不化，名曰胃反"，其中提及的上腹饱胀、胃脘痛、吞咽困难、食入复吐等临床症状都与胃癌类似。患者胃底腺癌，因年龄较大，病灶巨大，体质状态较差，不能耐受手术、放化疗等西医治疗，特求于中医治疗。患者整个病程以"纳差、口干、大便干、舌红苔少"等"胃津亏虚"的表现为主，故以"滋养胃阴"立法，选用益胃汤、启膈散、沙参麦冬汤等方剂辨证加减，同时结合胃癌辨病论治，加入石见穿等对胃癌专药。患者接受治疗至今已近两年，饮食、睡眠等生活状态良好，生活质量较高。

> 李其英，女，64岁，胃癌。

现病史：患者有丙型肝炎、肝硬化病史，2020年4月15日因门静脉高压食管静脉曲张上消化道出血，出现大量呕血、黑便，入院积极治疗后出血止。患者于2020年5月29日胃镜活检病理示：胃体中分化腺癌。因身体状态较差，未行西医抗肿瘤治疗。2022年6月5日检查血常规示：PLT 61×10^9/L，RBC 3.2×10^{12}/L，HGB 86g/L。

初诊：2020年6月8日

刻下症：上腹部疼痛，纳差，气短，乏力，面色萎黄，便溏，脉细弱。

辨证：脾胃虚弱，气血两亏。

治法：健脾和胃，补气养血。

方药：八珍汤加减。

太子参10g，茯苓30g，炒白术10g，炙甘草6g，熟地20g，当归15g，白芍10g，陈皮10g，半夏10g，山药30g，鸡内金10g，焦神曲10g，白芍10g。

7剂，水煎服，日1剂，分早晚2次温服。

二诊：2020年6月25日

患者上方服用半月余，纳食好转，气短、乏力等症减轻。

刻下症：胃胀痛，两胁不舒，背痛，气短，舌紫暗苔白，脉弦细。

辨证：肝胃不和，气滞血瘀。

治法：疏肝和胃，理气活血。

方药：柴胡疏肝散加减。

柴胡10g，川芎10g，香附10g，枳壳10g，白芍15g，炙甘草6g，当归10g，枳壳10g，郁金15g，半夏10g，山药30g，鸡内金10g，石见穿10g。

7剂，水煎服，日1剂，分早晚2次温服。

患者上方辨证加减治疗月余，诸症消失。

复诊： 2020年8月10日

刻下症：胃脘痞满，腹胀，便溏，口苦，头晕，舌红苔白微腻，脉弦数。

辨证：寒热错杂，肝脾不调。

治法：平调寒热，调和肝脾。

方药：半夏泻心汤加减。

半夏10g，黄连6g，黄芩6g，炮姜6g，炙甘草6g，人参10g，砂仁10g（后下），陈皮10g，紫苏梗15g，山慈菇6g，炒白术10g，石见穿10g，郁金10g，炒薏苡仁30g，三七粉2g（冲服）。

7剂，水煎服，日一剂，分早晚2次温服。

患者以上方辨证加减治疗月余，诸症减轻。

复诊： 2021年1月3日

刻下症：脘腹冷痛，喜温喜按，纳差，神疲乏力，舌淡苔白腻，便溏，脉弦。

辨证：脾胃虚寒，痰湿内蕴。

治法：温补脾胃，燥湿化痰。

方药：小建中汤合二陈汤加减。

桂枝10g，白芍15g，炙甘草6g，半夏10g，茯苓30g，陈皮10g，砂仁10g（后下），山药20g，山慈菇6g，太子参10g，三七粉1g（冲服）。

7剂，水煎服，日1剂，分早晚2次温服。

患者上方服用2周，诸症减轻。其后继续以疏肝和胃、健脾益气、化痰散结等治法治疗至今，患者胃癌病灶稳定，纳寐可，生活状态良好。

按语：患者初诊以"上腹部疼痛，纳差，气短，乏力，面色萎黄，便溏，脉细弱"为主要表现，证属"脾胃虚弱、气血两亏"，故以"健脾和胃、补气养血"立法，以八珍汤加减治疗。八珍汤出自《瑞竹堂经验方》，具有益气补血之功，主治气血两虚证，症见面色苍白或萎黄，头晕目眩，四肢倦怠，气短懒言，心悸怔忡，饮食减少，舌淡苔薄白，脉细弱或虚大无力。《瑞竹堂经验方》记载此方主治"脐腹疼痛，全不思食，脏腑怯弱，泄泻，小腹坚痛，时作寒热"，《医方考》曰："血气俱虚者，此方主之。人之身，气血而已。气者百骸之父，血者百骸之母，不可使其失养者也。是方也，人参、白术、茯苓、甘草，甘温之品也，所以补气！当归、川芎、芍药、地黄，质润之品也，所以补血。气旺则百骸资之以生，血旺则百骸资之以养。形体既充，则百邪不入，故人乐有药饵焉"。患者上方服用半月余，纳食好转，气短、乏力等症减轻。患者其后出现"胃胀痛，两胁不舒，背痛，气短，舌紫暗苔白，脉弦细"，证属"肝胃不和、气滞血瘀"，故以"疏肝和胃、理气活血"立法，以柴胡疏肝散加减治疗。柴胡疏肝散出自《医学统旨》，具有疏肝理气、活血止痛之功效，主治肝气郁滞证，症见胁肋疼痛，胸闷善太息，情志抑郁易怒，或嗳气，脘腹胀满，脉弦。《医学统旨》记载此方"治怒火伤肝，左胁作痛，血苑于上"。《谦斋医学讲稿》曰："本方即四逆散加川芎、香附和血理气，治疗胁痛，寒热往来，专以疏肝为目的。用柴胡、枳壳、香附理气为主，白芍、川芎和血为佐，再用甘草以缓之。系疏肝的正法，可谓善于运用古方"。患者上方辨证加减治疗月余，诸症消失。患者再次就诊时表现为"胃脘痞满，腹胀，便溏，口苦，头晕，舌红苔白微腻，脉弦数"，证属"寒热错杂、肝脾不调"，故以"平调寒热、调和肝脾"立法，处方半夏泻心汤加减。半夏泻心汤出自《伤寒论》，具有调和肝脾、寒热平调、消痞散结之功效，主治寒热错杂之痞证，症见心下痞，但满而不痛，或呕吐，肠鸣下利，舌苔腻而微黄。《伤寒论·辨太阳病脉证并治》曰："但满而不痛者，此为痞，柴胡不中与之，宜半夏泻心汤"。《医方考》记载："伤寒下之早，胸满而不痛者为痞，此方主之。伤寒自表入里……若不治其表，而用承气汤下之，则伤中气，而阴经之邪乘之矣。以既伤之中气而邪乘之，则不能升清降浊，痞塞于中，如天地不变而成否，故曰痞。泻心者，泻心下之邪也。姜、夏之辛，所以散痞气；芩、连之苦，所以泻痞热；已下之后，脾气必虚，人参、甘草、大枣所以补脾之虚"。患者以上方辨证加减治疗月余，诸症减轻。其后患者又出现"脘腹冷痛，喜温喜按，纳差，神疲乏力，舌淡苔白腻，便溏，脉弦"，证属"脾胃虚寒、痰湿内蕴"，故予"温补脾胃、燥湿化痰"，以小建中汤合二陈汤加减治疗。小建中汤出自《伤寒论》，具有温中补虚、和里缓急之功效，主治中焦虚寒、肝脾不和证，症见腹中拘急疼痛，喜温喜按，神疲乏力，虚怯少气；或心中悸动，虚烦不宁，面色无华；或伴四肢酸楚，手足烦热，咽干口燥。舌淡苔白，脉细弦。《伤寒论·辨太阳病脉证并治》："伤寒，阳脉涩，阴脉弦，法当腹中急痛，先与小建中汤，不差者，小柴胡汤主之"。《金匮要略·血痹虚劳病脉证并治》："虚劳里急，悸，衄，腹中痛，梦失精，四肢酸疼，手足烦热，咽干口燥，小建中汤主之"。《绛雪园古方选注》记载："建中者，建中气也。名之曰小者，酸甘缓中，仅能建中焦营气也。前桂枝汤是芍药佐桂枝，今建中汤是桂枝佐芍药，义偏重于酸甘，专和血脉之阴。芍药、甘草有戊己相须之妙，胶饴为稼穑之甘，桂枝为阳木，有甲己化土之义。使以姜、枣助脾与胃行津液者，血脉中之柔阳，皆出于胃也"。二陈汤出自《太平惠民和剂局方》，具有燥湿化痰、理气和中之功效。临床主治痰湿证，症见咳嗽痰多，色白易咯，恶心呕吐，胸膈痞闷，肢体困重，或头眩心悸，舌苔白滑或腻，脉滑。《太平惠民和剂局方》记载本方"治痰饮为患，或呕吐恶心，或头眩心悸，或中脘不快，或发为寒热，或因食生冷，脾胃不和"。《丹溪心法附余》曰"此方半夏豁痰燥湿，橘红消痰利气，茯苓降气渗湿，甘草补脾和中。盖补脾则不生湿，燥湿渗湿则不生痰，利气降气则痰消解，可谓体用兼赅，标本两尽之药也。今人但见半夏性燥，便以他药代之，殊失立方之旨"。患者上两方合用2周，诸症减轻。其后继续以疏肝和胃、健脾益气、化痰散结等治法治疗。

临床体会：此患者既往有肝炎、肝硬化、上消化道出血病史，后又发现胃腺癌，因身体状态较差，未能行西医抗肿瘤治疗。患者初次就诊月余前出现上消化道出血，复查血常规显示红细胞计数、血红蛋白、血小板下降，结合"纳差，气短，乏力，面色萎黄，便溏，脉细弱"等气血两亏的表现，故予以八珍汤补益气血。脾胃为气血化生之源，同时佐以半夏、陈皮、鸡内金等理气健脾、和胃消食之品。患者服药半月余，纳食好转，气短、乏力等症减轻，但出现"胃胀痛，两胁不舒，舌紫暗，脉弦细"等肝胃不和、气滞血瘀的表现，继续治以柴胡疏肝散疏肝和胃、理气活血，辨证加减治疗月余，诸症消失。其后患者就诊时以"胃脘痞满，腹胀，便溏，口苦，舌红，脉弦数"等寒热错杂、肝脾不调的表现为主，选用半夏泻心汤辨证加减治疗月余，诸症减轻。其后患者又出现"脘腹冷痛，喜温喜按，纳差、便溏"等表现，证属脾胃虚寒、痰湿内蕴，以小建中汤合二陈汤温补脾胃、燥湿化痰，患者服药半月，诸症减轻。之后继续以疏肝和胃、健脾益气、化痰散结等治法治疗至今，患者胃癌病灶稳定，纳寐可，生活状态良好。综合分析，患者主要病位在肝和胃，患者胃癌诊断明确，由于胃癌病灶的存在，故常出现胃胀、胃痛、纳差等消化功能不良的表现。因为患者有肝炎、肝硬化，也会伴有胁下不适、口苦、脉弦等肝气不疏的表现，肝主疏泄，木能疏土，肝气不疏往往又会加重胃腑的不适。因此在此患者的治疗过程中，主要以疏肝和胃立法，时时不忘疏肝柔肝和固护脾胃，同时针对胃腑的恶性病变，配合石见穿、半夏等胃癌专药化痰散结，做到辨证与辨病相结合，才能取得较好的疗效。

第六节　肠癌

闫明栋，男，64岁，十二指肠癌肝转移。

现病史：患者于2017年3月6日行胃镜检查示：十二指肠球

病变，反流性食管炎，糜烂性胃炎。活检病理示：十二指肠球部黏膜慢性炎症伴充血，水肿糜烂，局部腺体异型增生、癌变。2017年3月13日腹部CT示：胃窦、十二指肠壁增厚，肝右叶多发低密度影，增强扫描可见不均匀强化；肝门、胃小弯侧淋巴结肿大。患者因十二指肠癌肝脏多发转移灶，无手术适应证，故求治于中医。

初诊：2017年4月27日

刻下症： 腹胀，胁下不舒，大便溏薄或干燥，舌紫暗苔白，脉沉缓。

辨证： 肝郁脾虚，瘀血阻滞。

治法： 疏肝健脾，化瘀散结。

方药： 逍遥散合鳖甲煎丸加减。

柴胡10g，当归15g，白芍10g，党参10g，炒白术10g，枳壳10g，炒莱菔子15g，郁金15g，制鳖甲10g（先煎），丹参10g，牡蛎30g，三棱10g，莪术10g，八月札10g，藤梨根10g，生甘草6g。

7剂，水煎服，日1剂，分早晚2次温服。

患者上方辨证加减治疗月余，诸症减轻。

复诊：2018年3月12日

刻下症： 腹胀，畏寒，大便溏结不调，舌淡苔白，脉弦细。

辨证： 中阳不足，肝脾不调。

治法： 温补中阳，调和肝脾。

处方： 理中汤合柴胡疏肝散合鳖甲煎丸加减。

党参15g，干姜10g，炒白术15g，炙甘草6g，肉桂10g，柴胡10g，枳壳10g，白芍10g，香附10g，山药30g，鸡内金10g，八月札10g，郁金10g，凌霄花10g，炒麦芽15g，生牡蛎30g，莪术10g，制鳖甲10g（先煎），炒薏苡仁30g。

7剂，水煎服，日1剂，分早晚2次温服。

复诊：2018年4月2日

患者服药3周，腹胀、畏寒减轻，大便恢复正常。

刻下症： 胁下胀满，腹胀，舌淡苔白，脉弦硬。

方药： 上方加郁金15g、当归15g。

7剂，水煎服，日1剂，分早晚2次温服。

患者上方辨证加减治疗月余，诸症减轻。

复诊：2020年5月13日

患者因进食过快而致食积，久不缓解前来就诊。

刻下症： 脘腹胀满，恶心，呕吐，纳差，舌淡苔白，脉弦硬。

辨证： 食滞胃脘，脾胃不和。

治法： 理气健脾，消食和胃。

处方： 六君子汤合保和丸加减。

党参10g，茯苓30g，炒白术10g，炙甘草6g，焦三仙各6g，陈皮10g，炒莱菔子10g，清半夏10g，砂仁10g（后下），山药20g。

7剂，水煎服，日1剂，分早晚2次温服。

患者上方服用半月余，恶心、呕吐消失，腹胀缓解。其后继续以疏肝健脾、化瘀散结等治法为主辨证加减治疗至今，已近6年，患者复查显示肝脏病灶虽有进展，但肝肾功能及血常规等指标皆正常，患者饮食正常，精神状态可。

按语： 患者初诊以"腹胀，胁下不舒，大便溏结不调"为主要表现，证属肝郁脾虚，瘀血阻滞，故以疏肝健脾，化瘀散结立法，以逍遥散合鳖甲煎丸加减治疗。逍遥散出自《太平惠民和剂局方》，具有疏肝解郁、养血健脾之功效，主治肝郁血虚脾弱证，症见两胁作痛，头痛目眩，口燥咽干，神疲食少，或月经不调，乳房胀痛，脉弦而虚。患者上方辨证加减治疗月余，诸症减轻。鳖甲煎丸出自《金匮要略》，具有活血化瘀、软坚散结的功效，主治胁下癥块。《金匮要略》记载此方"治疟疾日久不愈，胁下癥瘕之疟母"。患者上方辨证加减治疗月余，诸症减轻。患者之后出现"腹胀，畏寒，大便溏结不调"等"中阳不足、肝脾不调"的临床表现，故以"温补中阳、调和肝脾"立法，处方理中汤合柴胡疏肝散加减。理中汤出自《伤寒论》，具有温中祛寒、补气健脾的功效，主治脾胃虚寒证，症见脘腹疼痛，喜温喜按，自利不渴，呕吐，不欲饮食，脉沉缓。《伤寒论后条辨》记载："阳之动，始于温，温气得而谷精运，谷气升而中气赡，故名曰理中。实以燮理之功，予中焦之阳也。若胃阳虚，即中气失宰，膻中无发宣之用，六腑无洒陈之功，犹如釜薪失焰，故下至清谷，上失滋味，五脏凌夺，诸症所由来也。参、术、炙草，所以固中州，干姜辛以守中，必假之以焰釜薪而腾阳气。是以谷入于阴，长气于阳，上输华盖，下摄州都，五脏六腑皆以受气矣。此理中之旨也"。柴胡疏肝散出自《医学统旨》，具有疏肝理气、活血止痛之功效，主治肝气郁滞证，症见胁肋疼痛，胸闷善太息，情志抑郁易怒，或嗳气，脘腹胀满，脉弦。《医学统旨》记载此方"治怒火伤肝，左胁作痛，血菀于上"。《谦斋医学讲稿》曰："本方即四逆散加川芎、香附和血理气，治疗胁痛，寒热往来，专以疏肝为目的。用柴胡、枳壳、香附理气为主，白芍、川芎和血为佐，再用甘草以缓之。系疏肝的正法，可谓善于运用古方"。患者调治月余，腹胀、畏寒减轻，大便恢复正常。其后患者因食积前来就诊，以"脘腹胀满，恶心，呕吐，纳差"等表现为主，证属"食滞胃脘、脾胃不和"，故以"理气健脾、消食和胃"立法，以六君子汤合保和丸加减治疗。六君子汤出自《医学正传》，具有益气健脾、燥湿化痰的功效。保和丸出自《丹溪心法》，具有消食和胃的功效，主治饮食积滞证，症见胸脘痞满，腹胀时痛，嗳腐吞酸，恶食，或呕吐泄泻，舌苔厚腻，脉滑。患者上方服用半月余，恶心、呕吐消失，腹胀缓解。其后继续以疏肝健脾、化瘀散结等治法为主辨证加减治疗。

临床体会： 十二指肠癌是原发于十二指肠的消化系统恶性肿瘤，发病率低，仅占整个胃肠道恶性肿瘤的 0.04%~0.50%。患者早期多无症状或症状轻微，大多数就诊时已属中晚期，晚期可出现上腹痛、腹胀、恶心、呕吐、贫血、黄疸等症状。十二指肠位于中焦，与胃、肝胆等脏腑相邻，故十二指肠的恶性占位极易影响"胃腑受纳"和"肝胆疏泄"，从而出现"胃胀、恶心、呕吐、胁下不舒"等"胃失和降"和"肝胆失疏"的临床表现。此患者初诊以腹胀、胁下不舒、大便溏结不调为主要表现，十二指肠恶性病变占位，脾胃运化失调，故腹胀、大便溏结不调。因恶性肿瘤转移至肝脏，肝脏疏泄失司，木不疏土，又会进一步加重脾胃运化功能的失常。《金匮要略》："见肝之病，知肝传脾，当先实脾"，患者病起于中焦，且肝脏也已受邪侵犯，因此对于患者的治疗，在针对原发恶性病灶给以散结治疗的同时，更要兼顾肝脾，以疏肝柔肝、健运脾气进行治疗，故初诊选方逍遥散合鳖甲煎丸。在其后治疗过程中，患者曾出现胃胀、畏寒等脾胃阳虚的症状，在以上立法治疗的基础之上配合理中汤进行加减，整个组方药味虽简，但切中病机，收到不错的治疗效果，可见脾阳、脾气对于中焦运化机能至关重要。患者治疗期间曾因进食过快，出现胃胀、恶心、呕吐等症状，由于患者病发于十二指肠，在胃之下，病灶占位影响了胃腑和降，一旦进食过快或过多，极易出现胃不受纳、胃气上逆的表现，急则治其标，针对此，应及时以理气健脾、消食化积为主治疗，处方六君子汤合保和丸加减，同时应当嘱咐患者格外注意饮食，少食多餐，少进不易消化之物，待胃气壅滞、上逆等急症恢复之后再继续恢复到针对原发病的整体治疗方案。此患者为小肠癌晚期多发转移，坚持服用中药，肝脏病灶虽有缓慢进展，但肝功能基本维持正常，生活质量较好，至今已单纯中医治疗6年余，收效甚佳。

张计妮，女，65岁，直肠癌脑转移。

现病史：患者于2018年7月行"腹腔镜下直肠癌Miles+腹腔粘连松解术"，术后病理示：带肛缘肠管一段长11cm，距齿状线1.5cm，距上残5.5cm，可见一3cm×3cm×3cm溃疡型肿物，切面灰白质脆。腺癌Ⅱ级侵及浅肌层，未见明确脉管瘤栓及神经受侵。环周切缘（−），临床上下残（−）。淋巴结：肠旁5/6，系膜中0/5，系膜根0/5转移。术后行辅助放化疗。

初诊：2019年1月15日

刻下症：肠鸣，腹泻，腹痛隐隐，喜温喜按，舌淡胖苔白，脉濡缓。

辨证：中阳不足。

治法：温中散寒。

方药： 附子理中汤加减。

党参15g，干姜10g，炒白术20g，炙甘草6g，炮附子6g（颗粒），砂仁10g（后下），白芍10g，补骨脂15g，肉桂10g。

7剂，水煎服，日1剂，分早晚2次温服。

患者上方加减调治月余，腹泻、腹痛好转，大便恢复正常。其后结合辨证，继续以健脾温阳等治法治疗3月，诸症消失，遂停中药。患者2020年7月因头晕、头痛行头颅核磁发现左侧小脑半球强化灶，考虑转移。

复诊：2020年7月20日

刻下症： 头痛，头晕，恶心，纳差，舌淡苔白，脉沉缓。

辨证： 风痰上扰。

治法： 化痰熄风。

方药： 半夏白术天麻汤加减。

半夏10g，白术10g，天麻10g，钩藤10g（后下），牛膝15g，白芍10g，桑叶10g，陈皮10g，苏梗10g，蝉蜕10g，茯苓30g。

7剂，水煎服，日1剂，分早晚2次温服。

患者上方服用2周，头痛、头晕减轻，继续辨证加减治疗近2月，诸症消失。

复诊：2021年3月26日

刻下症： 牙龈肿痛，口腔溃疡，腰部发凉，舌淡胖苔白，脉沉细。

辨证： 肾阴不足，阴火上炎。

治法： 滋阴潜阳，引火归元。

方药： 引火汤加减。

熟地黄30g，砂仁10g（后下），玄参15g，牛膝10g，炮附子6g

（颗粒），巴戟天10g，山药30g，天冬10g，当归15g，陈皮10g。

7剂，水煎服，日1剂，分早晚2次温服，水煎剂冲服颗粒剂使用。

患者上方辨证加减治疗月余，诸症缓解。其后继续以健脾益气、温阳散寒、化痰散结等治法治疗至今，多次复查发现左侧小脑半球强化灶较前未见明显变化。

按语：患者初诊以"肠鸣，腹泻，腹痛隐隐，喜温喜按"等"中阳不足"的表现为主，故以"温中散寒"立法，以附子理中汤加减治疗。附子理中汤出自《三因极一病证方论》，有补虚回阳、温中散寒之效，主治中阳不足证，症见自利不渴，呕吐，腹痛，纳差，舌淡苔白，脉沉。《医方考》记载："人参、甘草、白术之甘温，所以补虚；干姜、附子之辛热，所以回阳"。患者上方加减调治月余，腹泻、腹痛好转，大便恢复正常。其后患者以"头晕、头痛"前来就诊，综合辨证，证属"风痰上扰"，故以"化痰熄风"立法治疗，处方半夏白术天麻汤。半夏白术天麻汤出自《医学心悟》，具有化痰熄风、健脾祛湿之功效，主治风痰上扰证，症见眩晕，头痛，胸膈痞闷，恶心呕吐，舌苔白腻，脉弦滑。《医学心悟》记载"眩，谓眼黑，晕者，头旋也，古称头旋眼花是也。其中有肝火内动者，经云诸风掉眩，皆属肝木是也，逍遥散主之。有湿痰壅遏者，书云头旋眼花，非天麻、半夏不除是也，半夏白术天麻汤主之。有气虚夹痰者，书曰清阳不升，浊阴不降，则上重下轻也，六君子汤主之。亦有肾水不足，虚火上炎者，六味汤。亦有命门火衰，真阳上泛者，八味汤。此治眩之大法也"。《历代名医良方注释》曰："诸风掉眩，皆属于肝。肝风内动，痰浊上扰，故眩晕头痛；痰阻气滞，故胸膈痞闷。痰厥头痛，非半夏不能疗；眼黑头晕，风虚内作，非天麻不能除。故方中以半夏燥湿化痰，天麻熄风止眩晕，二药合用为主药，以治风痰眩晕头痛；白术、茯苓健脾祛湿，以治生痰之源，为辅药；橘红理气化痰，甘草、生姜、大枣调和脾胃，均为佐使药。诸药相合，方简力宏，共同体现化痰熄风，健脾祛湿之功"患者上方服用2周，头痛、头晕减轻，继续辨证加减治疗近2月，诸症消失。其后患者又出现"牙龈肿痛，口腔溃疡，腰部发凉，舌淡胖苔白，脉沉细"，证属"肾阴不足、阴火上炎"，以"滋阴潜阳、引火归元"立法治疗，处方引火汤加减。引火汤出自陈士铎的《辨证奇闻》，主治阴虚乳蛾。书中记载："咽喉肿痛，日轻夜重，亦成蛾如阳证，但不甚痛，自觉咽喉燥极，水咽少快，入腹又不安，吐涎如水，将涎投入水中，即散花为水。人谓喉痛生蛾，用泄火药反重，亦有勺水不能咽者。盖日轻夜重，阴蛾也，阳蛾则日重夜轻。此火因水亏，火无可藏，上冲咽喉。宜大补肾水，加补火，以引火归藏，上热自愈"。肾为水火之脏。肾阴即元阴、真水；肾阳即元阳、真火。足少阴肾经入肺、循喉咙，达舌根。肾阴不足，虚火上炎，遂成咽喉疼痛之症。本方之中，用熟地、玄参、山茱萸、山药等滋阴降火之药，再用肉桂、白芥子等引火归元，从而使阴虚之火引归肾宅，咽痛之症自然消失，故名引火汤。笔者重用熟地佐以天冬、玄参大补肾水，以附子、巴戟天补肾阳，牛膝引火归元。患者上方辨证加减治疗月余，诸症缓解。其后继续以健脾益气、温阳散寒、化痰散结等治法治疗。

临床体会：直肠癌是消化道最常见的恶性肿瘤之一，手术是其主要治疗措施，但因其位置深入盆腔，解剖关系复杂，手术不易彻底，术后复发率高，并且患者还会受到术后排便功能失常的影响。此患者术后常规进行辅助放化疗，由于手术和放化疗对机体的多重损伤，患者出现了腹泻的临床表现。综合辨证，主要以"温阳健脾"立法治疗，患者排便功能逐渐恢复正常。一年后患者出现脑转移，由于肿瘤压迫，患者出现了"头晕、头疼"的表现，结合其他临床表现，综合辨证，以"化痰息风"立法治疗，患者症状消失，多次复查发现，病灶稳定。其后患者很长一段时间表现为"牙龈肿痛、口腔溃疡"，其肿痛不甚明显，颜色不红，但迁延不愈。综合辨证，属于肾阴不足导致的"龙雷之火"上炎，故处方引火汤，在熟地、天冬等滋阴降火的基础上佐以附子、巴戟天等温阳之品引火归元。"引火归元"是用温药治疗龙火上燔的一种方法，属于从治法。王冰曰"病之大甚者，犹龙火也，得湿而焰，遇水而燔。不知其性，以水湿折之，适足以光焰诣天，物穷方止矣。识其性者，反常其理，以火逐之，则燔灼自消，焰光扑灭"。

第七节　肝癌

吴凤英，女，67岁，肝癌。

现病史： 患者1998年因胃癌行胃大部切除术，患者2006年11月在全麻下行肝右叶肝癌切除术、胆囊切除术，2006年12月在全麻下行腹腔动脉及肝左右动脉造影、肝右动脉灌注化疗栓塞术；2010年6月23日复查上腹部CT提示复发，行肝癌微波消融术。辅助检查：AFP 39.22ng/ml；乙肝DNA 8.43×10^4 IU/mL；上腹部平扫+强化CT：肝右叶占位微波治疗后，肝右叶占位伴碘油沉积；肝右叶异常强化灶，考虑癌灶；肝右后叶边缘低密度灶；肝硬化，脾大；胆总管稍扩张；胆囊未显示。既往乙肝病史20余年，规律口服恩替卡韦抗病毒治疗。

初诊：2010年9月10日

刻下症：腹胀，胁下胀满，口苦，纳差，大便质稀、每日2~3次，舌红苔白腻，脉弦。

辨证：胆热脾寒，肝脾不调。

治法：和解少阳，调和肝脾。

方药：柴胡桂枝干姜汤合鳖甲煎丸加减。

柴胡10g，桂枝10g，干姜10g，黄芩10g，紫苏梗15g，天花粉10g，牡蛎30g，茯苓30g，炒白术15g，郁金15g，八月札10g，凌霄花10g，鸡内金10g，制鳖甲10g（先煎），半枝莲10g，厚朴10g，炙甘草6g。

7剂，水煎服，日1剂，分早晚2次温服。

二诊：2010年9月25日

患者服药半月，诸症减轻。

刻下症：胃胀，胁下胀满，口苦，舌淡苔白腻，脉濡缓。

方药：上方加苍术10g、炒苡仁30g、枳壳10g。

7剂，水煎服，日1剂，分早晚2次温服。

患者以上方随症加减治疗近两月，诸症消失。

复诊：2012年5月7日

刻下症：便溏，肢体困倦，稍乏力，舌淡苔白腻，脉沉缓。

辨证：脾气不足，水湿内蕴。

治法：健脾益气，化湿利水。

方药：参苓白术散加减。

人参10g，炒白术15g，茯苓30g，陈皮10g，苍术10g，炒白扁豆10g，炒薏苡仁30g，肉桂10g，车前子15g，香附10g，柴胡10g，郁金10g，制鳖甲10g（先煎）。

7剂，水煎服，日1剂，分早晚2次温服。

以上方随症加减治疗月余，诸症消失。

复诊：2013年10月12日

刻下症： 右胁疼痛，腹胀，舌紫暗苔白，脉沉缓。

辨证： 肝胃不和，气滞血瘀。

治法： 疏肝和胃，理气活血。

方药： 柴胡疏肝散合鳖甲煎丸加减。

柴胡10g，枳壳10g，白芍10g，生甘草6g，川芎10g，郁金10g，陈皮10g，香附10g，三棱10g，莪术10g，制鳖甲10g（先煎），厚朴10g，泽兰10g，党参15g，鸡内金10g。

7剂，水煎服，日1剂，分早晚2次温服。

患者以上方随症加减治疗月余，诸症消失。

复诊：2016年3月2日

刻下症： 气短，纳差，脘腹坠胀，便溏，舌紫暗苔白，脉沉细。

辨证： 脾气不足，中气下陷。

治法： 健脾益气，升阳举陷。

方药： 补中益气汤加减。

太子参15g，炙甘草10g，炒白术15g，当归10g，陈皮10g，黄芪20g，升麻10g，柴胡10g，桔梗10g，砂仁10g（后下），茯苓30g，郁金10g。

7剂，水煎服，日1剂，分早晚2次温服。

以上方随症加减治疗月余,诸症消失。其后继续以疏肝理脾、消癥散结等治法辨证治疗。患者于2018年9月复查腹部CT提示肝脏病灶稍增大,行肝动脉栓塞介入治疗一次,其后继续以中药辨证治疗至今,已十余年,患者目前生活状态良好,定期复查,病灶稳定。

按语: 患者初诊以"腹胀,胁下胀满,口苦,纳差,大便质稀"等"胆热脾寒、肝脾不调"的临床表现为主,故以"和解少阳、调和肝脾"立法,结合患者肝癌原发病,以柴胡桂枝干姜汤合鳖甲煎丸加减治疗。柴胡桂枝干姜汤出自《伤寒论》,书中记载:"伤寒五六日,已发汗而复下之,胸胁满微结,小便不利,渴而不呕,但头汗出,往来寒热,心烦者,此为未解也。柴胡桂枝干姜汤主之"。刘渡舟教授认为少阳为枢,不仅是表证传里的枢机,也是三阳病传入三阴的枢机。所以少阳病多有兼见证,如少阳兼表的柴胡桂枝汤证,少阳兼里实的大柴胡汤、柴胡加芒硝汤证。而柴胡桂枝干姜汤正是"少阳兼里虚寒"之证。刘老在《伤寒论十四讲》中写道:"用本方和解少阳兼治脾寒,与大柴胡汤和解少阳兼治胃实相互发明,可见少阳为病影响脾胃时,需分寒热虚实不同而治之"。刘老明确指出,本方"治胆热脾寒,气化不利,津液不滋所致腹胀、大便溏泻、小便不利、口渴、心烦,或胁痛控背、手指发麻、脉弦而缓、舌淡苔白等证",以"口苦便溏"为主证。本方主要以柴胡、黄芩清利肝胆,以干姜、桂枝、炙甘草温补脾阳,临床应用时,便溏重者,重用干姜,而减轻黄芩用量,口苦重者,加重黄芩用量,而减少干姜用量。鳖甲煎丸出自《金匮要略》,具有活血化瘀、软坚散结的功效,主治胁下癥块。《金匮要略》记载此方"治疟疾日久不愈,胁下癥瘕之疟母"。患者服药半月，诸症减轻。其后患者以"便溏，肢体困倦，乏力"就诊，证属"脾气不足、水湿内蕴"，以"健脾益气、化湿利水"立法治之，处方参苓白术散加减。参苓白术散出自《太平惠民和剂局方》，具有益气健脾、渗湿止泻的功效，主治脾虚湿盛证，症见饮食不化，胸脘痞闷，肠鸣泄泻，四肢乏力，形体消瘦，面色萎黄，舌淡苔白腻，脉虚缓。患者以上方随症加减治疗月余，诸症消失。此后患者又出现"右胁疼痛，腹胀"等"肝胃不和、气滞血瘀"的临床表现，以"疏肝和胃、理气活血"立法，处方柴胡疏肝散加减治疗。柴胡疏肝散出自《医学统旨》，具有疏肝理气、活血止痛之功效，主治肝气郁滞证，症见胁肋疼痛，胸闷善太息，情志抑郁易怒，或嗳气，脘腹胀满，脉弦。《医学统旨》记载此方"治怒火伤肝，左胁作痛，血苑于上"。《谦斋医学讲稿》曰："本方即四逆散加川芎、香附和血理气，治疗胁痛，寒热往来，专以疏肝为目的。用柴胡、枳壳、香附理气为主，白芍、川芎和血为佐，再用甘草以缓之。系疏肝的正法，可谓善于运用古方"。患者以上方随症加减治疗月余，诸症消失。患者再次就诊表现为"气短，纳差，脘腹坠胀，便溏"等症，证属"脾气不足、中气下陷"，故以"健脾益气、升阳举陷"立法，以补中益气汤加减治疗。补中益气汤出自《内外伤辨惑论》，具有补中益气、升阳举陷之功效，主治脾虚气陷证，症见饮食减少，体倦肢软，少气懒言，面色萎黄，大便稀溏，舌淡，脉虚；以及脱肛、子宫脱垂、久泻久痢，崩漏等。《古今名医方论》记载："凡脾胃一虚，肺气先绝，故用黄芪护皮毛而闭腠理，不令自汗；元气不足，懒言气喘，人参以补之；炙甘草之甘以泻心火而除烦，补脾胃而生气。此三味，除烦热之圣药也。佐白术以健脾；当归以和血；气乱于胸，清浊相干，用陈皮以理之，且以散诸甘药之滞；胃中清气下沉，用升麻、柴胡气之轻而味之薄者，引胃气以上腾，复其本位，便能升浮以行生长之令矣。补中之剂，得发表之品而中自安；益气之剂，赖清气之品而气益倍，此用药有相须之妙也"。患者以上方随症加减治疗月余，诸症消失。其后继续以疏肝理脾、消癥散结等治法辨证治疗。

临床体会：原发性肝癌是常见的恶性肿瘤，其死亡率在癌症相关性死亡中位居第4位。患者肝癌术后复发，肝内多发转移灶介入治疗后，拒绝放化疗，遂求治于中医药。患者原发病位在肝，"肝主疏泄"，"木能疏土"，故患者治疗期间以"肝脾不调"的表现为主。《金匮要略》记载："见肝之病，知肝传脾，当先实脾"，故针对患者的治疗，主要以"舒肝理脾"为原则，以柴胡疏肝散、柴胡桂枝干姜汤等方剂，配合鳖甲煎丸等消癥散结之品以及八月札、凌霄花等肝癌常用对药进行治疗。八月札疏肝理气，凌霄花活血化瘀，二药合用气血同调，现代药理研究亦有抗肿瘤的作用。患者2010年初诊，随访至今已10余年，虽期间肿瘤局部有进展，但坚持用药肿瘤未再进展，证实了中医药作为治疗肝癌的重要组成部分，在延长患者生存期、提高患者生活质量等方面发挥了重要作用，真正实现患者的"带瘤生存"。

第八节　胰腺癌

宋永全，男，69岁，胰腺癌。

现病史：患者于2020年11月11日因"间断性左上腹隐痛2

月余"就诊。体格检查示：周身皮肤及巩膜黄染。上腹CT示：胰头部较大，密度欠均，边缘欠清，胰管扩张，胰头区低密度影；肝内外胆管扩张，胆囊较大，其内密度较高，胆总管增粗扩张。上腹MRI平扫＋增强＋水成像示：胰颈部软组织影增多伴周围囊性信号，不除外肿瘤性病变；肝内外胆管扩张。肿瘤标志物检查示：CA19-9 360.60U/ml↑。患者临床诊断为胰腺癌，为缓解梗阻性黄疸，于2020年11月17日行"胆囊切除＋胆管-空肠吻合术"，其后患者黄疸缓解。

初诊：2020年12月28日

刻下症： 上腹隐痛，纳少，厌油腻，胃脘胀满，口苦，舌淡苔白腻，脉沉涩。

辨证： 肝胃不和，气滞血瘀。

治疗： 疏肝理气，化瘀散结。

方药： 柴胡疏肝散合鳖甲煎丸加减。

柴胡10g，枳实10g，白芍10g，生甘草6g，川芎10g，陈皮10g，郁金15g，青皮10g，香附10g，莪术10g，三棱10g，厚朴10g，制鳖甲10g，苏梗15g，鸡内金10g，砂仁10g（后下）。

7剂，水煎服，日1剂，分早晚2次温服。

二诊：2021年1月5日

患者上方服药1周，诸症减轻。

刻下症： 上腹隐痛，纳少，胃脘胀满，舌淡苔白腻，脉沉涩。

处方： 上方加党参15g、当归10g、山慈菇6g。

7剂，水煎服，日1剂，分早晚2次温服。

患者上方辨证加减治疗月余，诸症缓解。

复诊： 2021年3月4日

刻下症： 偶有腹痛，胁肋胀满，口苦，便溏、每日2~3次，舌红苔白厚，脉弦细。

辨证： 胆热脾寒，肝脾不调。

治法： 和解少阳，调和肝脾。

方药： 柴胡桂枝干姜汤合鳖甲煎丸加减。

柴胡10g，桂枝10g，干姜10g，茯苓30g，枳实15g，白芍10g，生甘草6g，当归10g，川芎15g，香附10g，元胡10g，三棱10g，莪术10g，桃仁10g，凌霄花10g，茵陈10g，黄芩6g，炒白术10g，党参15g，制鳖甲10g。

7剂，水煎服，日1剂，分早晚2次温服。

患者上方辨证加减治疗月余，诸症缓解。

复诊： 2021年7月19日

刻下症： 时有肋下刺痛，多食胃胀，舌紫暗苔白腻，脉弦细。

辨证： 气滞血瘀，不通则痛。

治法： 活血化瘀，理气止痛。

处方： 膈下逐瘀汤加减。

当归15g，红花10g，桃仁10g，丹皮10g，香附10g，乌药10g，元胡10g，枳实15g，三棱10g，莪术10g，郁金20g，柴胡10g，丹参10g，炒白术10g，桂枝10g，鸡内金10g，茯苓30g，八月札10g，制鳖甲10g（先煎），党参15g。

7剂，水煎服，日1剂，分早晚2次温服。

患者上方辨证加减治疗月余，诸症缓解。其后继续以疏肝健脾、化瘀散结等治法随证加减治疗至2022年1月，期间患者纳食正常，生活状态良好。其后再未复诊，随访得知，患者已于2022年3月去世。

按语：患者初诊以"上腹隐痛，纳少，厌油腻，胃脘胀满，口苦"等"肝胃不和、气滞血瘀"的表现为主，故以"疏肝理气、化瘀散结"立法治疗，处方柴胡疏肝散合鳖甲煎丸加减。柴胡疏肝散出自《医学统旨》，具有疏肝理气、活血止痛之功效，主治肝气郁滞证，症见胁肋疼痛，胸闷善太息，情志抑郁易怒，或嗳气，脘腹胀满，脉弦。《医学统旨》记载此方"治怒火伤肝，左胁作痛，血苑于上"。《谦斋医学讲稿》曰："本方即四逆散加川芎、香附和血理气，治疗胁痛，寒热往来，专以疏肝为目的。用柴胡、枳壳、香附理气为主，白芍、川芎和血为佐，再用甘草以缓之。系疏肝的正法，可谓善于运用古方"。鳖甲煎丸出自《金匮要略》，具有活血化瘀、软坚散结的功效，主治胁下癥块。《金匮要略》记载此方"治疟疾日久不愈，胁下癥瘕之疟母"。患者上方辨证加减治疗月余，诸症缓解。其后患者出现"腹痛，胁肋胀满，口苦，便溏"等症，证属"胆热脾寒、肝脾不调"，故以"和解少阳、调和肝脾"立法，以柴胡桂枝干姜汤加减治疗。柴胡桂枝干姜汤出自《伤寒论》，书中记载："伤寒五六日，已发汗而复下之，胸胁满微结，小便不利，渴而不呕，但头汗出，往来寒热，心烦者，此为未解也。柴胡桂枝干姜汤主之"。刘渡舟教授提出此方主治"少阳兼里虚寒"之证，认为"用本方和解少阳兼治脾寒，与大柴胡汤和解少阳兼治胃实相互发明，可见少阳为病影响脾胃时，需分寒热虚实不同而治之"。刘老明确指出，本方"治胆热脾寒，气化不利，津液不滋所致腹胀、大便溏泻、小便不利、口渴、心烦，或胁痛控背、手指发麻、脉弦而缓、舌淡苔白等证",以"口苦便溏"为主证。患者上方辨证加减治疗月余,诸症缓解。此后患者又出现"肋下刺痛,胃胀"等"气滞血瘀、不通则痛"之症,故以"活血化瘀、理气止痛",以膈下逐淤汤加减治疗。膈下逐瘀汤出自《医林改错》,具有活血逐瘀、破癥消结之功效,主治积聚痞块,痛不移处,卧则腹坠。《医林改错注释》记载:"方中当归、川芎、赤芍养血活血,与逐瘀药同用,可使瘀血祛而不伤阴血;丹皮清热凉血,活血化瘀;桃仁、红花、灵脂破血逐瘀,以消积块;配香附、乌药、枳壳、元胡行气止痛;尤其川芎不仅养血活血,更能行血中之气,增强逐瘀之力;甘草调和诸药。全方以逐瘀活血和行气药物居多,使气帅血行,更好发挥其活血逐瘀,破膈下逐瘀汤消结之力"。患者上方辨证加减治疗月余,诸症缓解。其后继续以疏肝健脾、化瘀散结等治法随证加减治疗。

临床体会: 胰腺癌是消化道常见恶性肿瘤之一,在肿瘤领域素有"癌症之王"的称号。据柳叶刀杂志记载,胰腺癌确诊后的五年生存率约10%,是预后最差的恶性肿瘤之一,针对胰腺癌,目前根本的治疗原则仍以外科手术治疗为主,但因胰腺癌的早期发现率极低,故手术切除率亦低。胰腺癌临床常以"上腹痛、黄疸、恶心、呕吐、腹胀、食欲不振"为见症,胰腺癌病位在上腹,故疼痛部位多为上腹痛。胰腺癌占位容易引起胆道梗阻,影响肝胆之气的疏泄而引发黄疸,针对此器质性梗阻,应以手术治疗解除其梗阻,以治其标,随后以疏肝利胆之药以复肝胆疏泄之司。患者经开腹探查发现无法进行胰腺癌根治性手术,但因胰腺癌占位导致梗阻性黄疸,故行"胆囊切除、胆管-空肠吻合术"以减轻梗阻性黄疸,以治其标。胰腺位于上腹,与胃临近,胰腺的占位性病变会影响胃腑的和降，从而出现"恶心、呕吐、胃胀、食欲不振"等症状。以上"肝胆失疏、胃失和降"都是由于胰腺恶性增生占位引起，故治疗应以"散结"为本，同时配合疏肝理气，活血化瘀等治法。通过辨证，可选用不同的散结药，结合舌脉，患者血瘀较重，故选用"三棱、莪术"等兼具活血、散结功效之药，同时佐以"鳖甲"等以增强散结之功。由于患者所患肿瘤恶性程度极高，患者未能免于死亡，但中药治疗的介入在一定程度上延长了患者的生存期，并极大地改善了患者的生存质量，尤其针对患者的癌痛取得了很好的治疗效果。

第九节　甲状腺癌

谭春闪，女，55岁，甲状腺乳头状癌。

现病史： 2022年6月10日全麻下行甲状腺全切+双侧中央区淋巴结清扫+双侧喉返神经探查+左侧颈部 Ⅱ Ⅲ Ⅳ 区淋巴结清扫+术中神经监测术。病理示：（左叶）甲状腺乳头状癌，可见被膜侵犯，未见肯定脉管内癌栓，双侧中央区淋巴结8/8癌转移，左侧颈部淋巴结4/15可见癌转移。术后在2022年8月份行 [131] I 治疗1次，并且口服优甲乐。2023年2月6日：TSH：0.13uIu/ml，FT4：16.26pmol/L。

初诊：2023年3月2日

刻下症： 患者口腔溃疡、寐差、平素情绪不佳、善太息。舌红，苔黄微腻，脉滑数。

辨证： 肝郁气滞，痰热蕴结

治法： 疏肝理气，化痰散结

方药： 逍遥散加减

柴胡10g，炒白术10g，浙贝母10g，当归10g，生甘草6g，桑叶10g，白芍10g，白茅根15g，炒薏苡仁30g，茯苓30g，牡蛎30g

7剂，水煎服，日1剂，分早晚2次温服。

二诊： 2023年3月9日

患者口腔溃疡好转，余症同前，舌脉同前，遂嘱患者继服7剂。

复诊： 2023年3月16日

口腔溃疡消失，现仍有寐差。舌红苔白，脉缓。

方药： 上方去白茅根，加丹参10g、浮小麦30g、酸枣仁10g。

本患者以上方服用1个月，寐差好转。继以疏肝解郁，化痰散结立法，以逍遥散为基础方辨证加减治疗至今。治疗期间，患者病情平稳，睡眠大有好转，心情舒畅，生活质量得到提高。

按语： 甲状腺癌在中医里称之为"瘿瘤"病。肝经沿咽喉之后循行，向上进入鼻咽部，且甲状腺癌女性多见，患者多有情绪压抑，气机不舒的表现。根据经脉循行特点和其临床特点，甲状腺癌多从肝经辨证治疗。故以"疏肝"为基本治疗原则。方用"逍遥散"加减治疗。本方出自于《太平惠民和剂局方》，原文曰："血虚劳倦，五心烦热，肢体疼痛，头目昏重，心悸颊赤，口燥咽干，发热盗汗，减食嗜卧，及血热相搏，月水不调，脐腹作痛，寒热如疟。又疗室女血弱阴虚，荣冲不和，痰嗽潮热，肌体羸瘦，渐成骨蒸"。其方名"逍遥"二字，最早见于《庄子·逍遥游》，亦作"消摇"，即悠然自得的样子。明代赵献可的《医贯》很重视逍遥散，他说："予以一方治其木郁，而诸郁皆因而愈。一方者何也，逍遥散是也"。这里说的木郁，即肝郁，肝郁为诸郁之首。清代王旭高在说到逍遥散时云："郁虽有六思虑多，思虑伤脾肝作恶。此方舒达肝与脾，无伤正气"。方中柴胡疏肝解郁，以顺其条达之性，使肝气发挥正常的疏泄作用；当归、白芍养血柔肝，补肝体而和肝用；炒白术、茯苓健脾益气，脾强则不受肝侮。此方舒达肝脾二经，使气郁得解，血瘀得活，气血畅通，情志自然逍遥无伤。同时患者具有口腔溃疡、舌红苔黄腻、脉滑数等痰热之证，配用桑叶、白茅根、薏苡仁清热利尿；贝母、牡蛎发挥散结之效。后患者寐差，加用丹参、浮小麦、酸枣仁等养心安神之品。患者服用中药至今，病情稳定，生活状态颇佳。

> 李兴中，男，60岁，甲状腺右叶髓样癌（PT4N1bM0）Ⅳb期。

现病史：患者于2017年5月3日全麻下行甲状腺全切+右侧Ⅱ、Ⅲ、Ⅳ区淋巴结清扫术，术后腺体组织内注射纳米碳混悬注射液0.5ml以显色周围淋巴结及其负显影甲状旁腺，先切除甲状腺右叶送病理。探测右侧中央区及侧颈部多发肿大淋巴结，取右侧Ⅲ区肿大淋巴结2枚送病理可见癌转移。遂拟行甲状腺全切+双侧中央区淋巴结清扫+右侧侧颈部淋巴结清扫术。清扫右侧Ⅳ区，见数枚肿大淋巴结，清扫右侧侧颈部，见右侧Ⅲ、Ⅳ区多发肿大淋巴结，部分融合成团，向后累及椎前筋膜，Ⅲ区淋巴结侵犯右侧颈内静脉及颈总动脉，Ⅳ区淋巴结侵犯右侧颈内静脉，并且延伸到锁骨下，累及锁骨下静脉，锐性分离Ⅲ区淋巴结与颈部血管侵犯处，行右侧Ⅱ、Ⅲ区淋巴结清扫术。术后病理：右叶甲状腺髓样癌，右Ⅲ区淋巴结可见髓样癌转移（6/8）。术后服优甲乐治疗。后患者于2017年9月14日在"中国医学科学院肿瘤医院"在全麻下行颈部淋巴结清扫术（右Ⅱ~Ⅵ，左Ⅱ~Ⅳ区）后继续口服优甲乐至今。

初诊：2018年4月3日

刻下症： 平素情志不遂，颈部拘急、乏力、舌淡苔白花剥，脉沉缓。

辨证： 肝气不疏，气郁瘀滞

治法： 疏肝解郁，活血散结

方药： 逍遥散和消瘰丸加减

柴胡10g，炒白术15g，牡蛎30g，郁金10g，当归10g，炙甘草6g，薏苡仁30g，白芍10g，香附10g，太子参10g，茯苓30g，浙贝母10g，僵蚕10g

7剂，水煎服，日1剂，分早晚2次温服。

二诊：2018年4月10日

患者诸症同前，舌脉同前，遂嘱咐患者继服7剂。

复诊：2018年4月17日

患者心情较前舒畅，颈部拘急、乏力减轻。

刻下症： 入睡困难，舌淡紫苔白，脉沉缓。

辨证： 肝郁血滞，心神失养

治法： 疏肝活血，养心安神

方药： 逍遥散加减

柴胡10g，炒白术15g，牡蛎30g，郁金10g，玄参10g，当归10g，炙甘草6g，薏苡仁30g，柏子仁10g，白芍10g，香附10g，太子参10g，丹参10g，茯苓30g，浙贝母10g，僵蚕10g，山慈菇

6g，浮小麦30g

7剂，水煎服，日1剂，分早晚2次温服。

复诊：2018年4月22日

睡眠好转，体力有所增加。

刻下症： 指尖麻木、恶心、纳差。舌淡苔白，脉沉缓。

辨证： 阴血亏虚，筋脉失养

治法： 养阴补血，舒筋活络

方药： 补肝汤加味

当归15g，柏子仁10g，柴胡6g，川芎10g，木瓜10g，郁金12g，白芍10g，丹参10g，紫苏梗10g，熟地黄20g，炙甘草6g，陈皮10g，鸡血藤10g

患者上方服用近1个月，指尖麻木、恶心、纳差诸症消失，疗效甚佳。继以疏肝解郁、理气活血、化痰散结立法，辨证加减治疗，控制原发病，防止复发和转移，患者术后一直坚持单用中药治疗，5年来病情稳定。

按语： 同为甲状腺癌患者，同样以"疏肝""散结"为主要治疗原则。且肝郁日久，木克土，导致脾胃运化失常，运化痰饮失司，易导致痰邪积聚于颈部而成结块，并合用消瘰丸治疗。消瘰丸出自《医学心悟》，原文曰："瘰疬者，肝病也，肝主筋，肝经血燥有火则筋急而生瘰"。但此患者瘿瘤的治疗为本方的灵活应用。本方仅有玄参、牡蛎、浙贝母三味药，从药物归经来看，玄参入肺、肾经；浙贝母入手太阴肺、足少阳胆、足阳明胃、足厥阴肝经；牡蛎入肝、肾经。故三药并用，可入肝、肾、肺、胃经。《本草正义》中言："玄参，直走血分而通瘀"，其育阴泻无根之火则为常论。《本草正》言："浙贝，最降痰气，善开郁结…

疗瘰疬…湿热恶疮"。《珍珠囊》言:"牡蛎为软坚、收涩之剂"。三药同时配合可化痰、祛瘀、行郁、解毒、散结并可益阴、固阴。加上僵蚕增强化痰散结之功;并发挥香附、郁金理气、解郁的作用。再次复诊患者入睡困难,以逍遥散基础方加用柏子仁、丹参、郁金解郁养心安神之品;7剂后睡眠好转,再次复诊患者指尖麻木、恶心,纳差,以"补肝汤"为基础方改善患者四肢末端血虚,血滞之症。其方出自《医学六要》,为治"筋缓不能自收持,目暗盰盰无所见"而设,方中以四物汤补血调血,补肝固本;酸枣仁味酸甘性平,其《别录》中所云:"可补中、益肝气、坚筋骨";木瓜酸温可舒筋活络并有养肝之效,配鸡血藤加强舒筋活络之功,以治疗指尖麻木。紫苏梗、陈皮健脾理气,以增强脾运化之功能,助胃和降,改善患者纳差、恶心。服用1个月后诸症明显减轻。继用逍遥散合消瘰丸治疗原发病。

临床体会: 甲状腺癌是内分泌系统常见的恶性肿瘤,以女性多发,据研究报道,女性与男性的发病差异在于女性雌激素受体的多态作用,雌激素显著增加了甲状腺癌的细胞增殖量。甲状腺癌按照病理可分为乳头状癌、滤泡状癌、髓样癌、未分化癌、恶性淋巴瘤等,其中90%为乳头状癌和滤泡癌。患者早期无明显症状,一般多以体检发现病灶,晚期可出现局部肿块疼痛,甚则可出现压迫的症状,常见的是压迫气管、食管等。肿瘤的局部侵犯严重时可出现声音嘶哑、吞咽困难等不适。目前在治疗上,甲状腺癌仍以手术治疗为主,术后配合[131]碘治疗,TSH抑制治疗和局部放疗等。但中医药在患者术后,缓解患者不良反应,减少复发和转移发挥着重大的作用。

甲状腺癌在中医中属于"瘿瘤""石瘿"等的范畴,早在

《尔雅》中就有"瘿"的说法，在《玉篇》中述："瘿，颈肿也"，其点出了本病的病位以及临床表现。宋代陈无择所著的《三因极一病证方论》中云："坚硬不可移者，名曰石瘿"。从经络辨证来看，肝经沿喉咙，向上进入鼻咽部。本病患者多伴有情志不遂，气机不舒，两胁胀痛等症状，故甲状腺疾病的治疗多注重从肝经辨证，且"五脏之病，肝气居多，妇人尤甚"，对于此病患者以"疏肝"为治疗原则。同时肝郁气机不畅，肝木克土，脾土运化失司，痰湿内蕴，发病因素相互胶结，导致肝郁痰凝聚于颈前，应予以"散结"治疗。临床上常以"逍遥散"合"消瘰丸"治疗，以此法此方治疗，多数患者术后病情稳定，生活状态良好。

第十节 乳腺癌

鲁银素，女，56岁，乳腺癌。

现病史： 患者于2019年3月19日行右乳癌改良根治术＋右乳前哨淋巴结活检术，冰冻病理示：右乳腺浸润性癌，前哨淋巴结未见转移（0/2）。术后病理：（右乳）浸润性导管癌Ⅱ级，最大径1.6cm。局灶可见微乳头样结构，侵及横纹肌组织。右前哨淋巴结未见癌转移0/2。腋窝淋巴结未见转移（0/34）。免疫组化：GATA3（3+）、ER（90%，3+）、PR（40%，2+）、HER-2（1+）、E-cad（＋）、P63（－）、P120（　膜＋）、SMMHC（－）、Ki-67约20%、EMA（＋）、CD34（血管＋）。术后行放疗，口服阿那曲唑治疗。2020年10月查核磁共振：左侧腋窝多发肿大淋巴结，为明确淋巴结病变性质于2020年11月2日行左腋窝淋巴结活检术，术后病理示：乳腺浸润性导管癌。术后弗维司群注射治疗。

初诊：2020年12月7日

刻下症：腋下肿块、疼痛，发热，胸闷气短，舌尖红苔薄黄，脉弦细。

辨证：肝气不疏，痰火郁结。

治法：疏肝理气，清热化痰。

方药：逍遥散合消瘰丸加减。

浙贝10g，玄参20g，煅牡蛎30g，山慈菇6g，柴胡6g，白芍10g，茯苓30g，香附10g，青皮10g，陈皮10g，当归10g，郁金10g，地骨皮10g，僵蚕10g，生地30g，桔梗10g，炒麦芽15g。

7剂，水煎服，日1剂，分早晚2次温服。

二诊：2020年12月15日

患者服药1周，腋下疼痛减轻。

刻下症：腋下肿块、稍有疼痛，大便每日2~3次，舌红苔白，脉弦细。

方药：上方加炒薏苡仁30g、海蛤壳15g、山药30g。

7剂，水煎服，日1剂，分早晚2次温服。

三诊：2020年12月29日

患者上方服用2周，腋下疼痛消失。

刻下症：腋下肿块，胁肋不舒，腹胀，舌紫暗苔白，脉弦细。

辨证：肝气郁滞，瘀血内结。

治法：疏肝理气，活血散结。

处方：柴胡疏肝散加减。

柴胡10g，枳壳10g，白芍10g，炙甘草12g，香附10g，当归10g，山慈菇6g，陈皮10g，郁金10g，青皮10g，牡蛎30g，海蛤壳20g，川芎10g，浙贝10g，制鳖甲10g，皂角刺10g。

7剂，水煎服，日1剂，分早晚2次温服。

上方辨证加减半月余，胁肋不舒、腹胀消失。

复诊：2021年2月15日

刻下症： 腋下肿块，大便每日2~3次、质稀，舌淡红苔白，脉沉细。

辨证： 肝郁脾虚，痰湿蕴结。

治法： 疏肝理脾，化痰散结。

方药： 逍遥散加减。

柴胡10g，当归10g，白芍10g，茯苓30g，炒薏苡仁30g，炙甘草10g，炒白术10g，香附10g，浙贝10g，生牡蛎30g，山慈菇6g，僵蚕10g，青皮10g，陈皮10g，桔梗15g，炒麦芽15g，川芎10g。

7剂，水煎服，日1剂，分早晚2次温服。

患者以上方加减治疗5月余，复查彩超示腋下肿大淋巴结缩小，后继续以疏肝理气、活血散瘀、化痰散结立法，并随症加减治疗至今，患者腋下淋巴结转移病灶稳定，生活状态良好。嘱其每日聆听五行音乐调护。

按语： 患者初次就诊以"腋下肿块、疼痛"为主诉，综合辨证，证属"肝气不疏、痰火郁结"，治以"疏肝理气、清热化痰"，处方逍遥散合消瘰丸加减。逍遥散出自《太平惠民和剂局方》，具有疏肝解郁、养血健脾之功效，主治肝郁血虚脾弱证，症见两胁作痛，头痛目眩，口燥咽干，神疲食少，或月经不调，乳房胀痛，脉弦而虚。消瘰丸出自《医学心悟》，主治痰火凝结之瘰疬痰核，具有清润化痰，软坚散结之功效。《医学心语》记载:"瘰疬,颈上痰瘰疬串也,此肝火郁结而成,宜用消瘰丸兼服加味逍遥散"。患者服药2周余,腋下疼痛消失,但肿块仍在。结合其"胁肋不舒,腹胀,舌紫暗,脉弦细"等肝气郁滞、瘀血内结等表现,继续给予柴胡疏肝散加减治疗,柴胡疏肝散出自《医学统旨》,具有疏肝理气、活血止痛之功效,主治肝气郁滞证,症见胁肋疼痛,胸闷善太息,情志抑郁易怒,或嗳气,脘腹胀满,脉弦。《谦斋医学讲稿》记载:"本方即四逆散加川芎、香附和血理气,治疗胁痛,寒热往来,专以疏肝为目的。用柴胡、枳壳、香附理气为主,白芍、川芎和血为佐,再用甘草以缓之。系疏肝的正法,可谓善于运用古方"。患者上方辨证加减半月余,胁肋不舒、腹胀消失。其后结合患者"腋下肿块、便溏"等肝郁脾虚、痰湿蕴结之象,继续给以逍遥散疏肝理脾、化痰散结,患者以此方加减治疗5月余,复查彩超示腋下肿大淋巴结缩小,后继续以疏肝理气、活血散瘀、化痰散结立法辨证加减治疗至今,患者腋下淋巴结转移病灶稳定,生活状态良好。

临床体会: 乳腺癌是女性的好发疾病之一,其发病率位居女性恶性肿瘤的首位,国际癌症研究机构2020年全球最新癌症统计数据显示,乳腺癌首次取代肺癌成为全球发病率第一的肿瘤疾病,乳腺癌已成为严重威胁全球女性健康的恶性肿瘤疾病。目前,乳腺癌采用以西医为主的综合治疗模式,手术、放疗、化疗、内分泌治疗、分子靶向等是乳腺癌的主要治疗手段。中医药在乳腺癌的围手术期、围放疗期、围化疗期以及随访期的治疗中有着独特的优势,适用于乳腺癌治疗的各个阶段,是西医治疗乳腺癌的有益补充。乳腺癌属于中医学"乳岩"的范畴,多因情志不遂、饮食失调、先天禀赋等共同作用,导致人体脏腑功能失调，气机运行不畅，气滞、痰凝、瘀血等病理因素凝结于乳络所成。中医学认为乳房为足厥阴肝经所络属，其生理病理与肝密切相关。"肝主疏泄"，"肝主调畅情志"，若情志抑郁，肝气郁结可致肝失疏泄，气机升降失调而为气滞，气滞则可致经络血脉以及体内各病理产物互相凝结于乳房而发病。《外科医镜》中提到："凡乳岩一症，多系孀妇室女……忧郁伤肝，思虑伤脾而成"，因此针对乳腺癌的治疗要时时注重"疏肝"。在将"疏肝"之治贯穿始终的前提下，更要结合患者的具体临床表现进行灵活加减。肝气不疏，气滞易生痰湿，郁而化火，又会炼液成痰，治疗期间若患者出现"痰热"之象，要配合"清热化痰"之法。"肝主疏泄，木能疏土"，肝气郁结，容易克犯脾土，故治疗时亦应时时固护脾胃。此患者行右乳癌改良根治术，术后行辅助放疗和内分泌治疗，术后1年半余出现左腋窝淋巴结转移，结合辨证，以疏肝理气、清热化痰、活血散结、健脾和胃等治法治疗至今，患者腋下淋巴结转移病灶稳定，生活状态良好。情志不畅是乳腺癌发病的一个重要因素，故除了用药注重"疏肝"之外，对情志的调节亦应贯穿乳腺癌治疗的始终。忧郁和思虑属于人的正常情志状态，但过度忧思会对机体脏腑功能造成不良影响。乳腺疾病患者往往合并焦虑抑郁等情绪，患者术后的抑郁状态不利于患者的康复，因此，在针对乳腺癌这一原发病治疗的同时，亦应重视其精神心理方面，及时尽早干预，防止因精神压力过大而造成严重的抑郁症、焦虑症等心理疾病，影响乳腺癌的治疗以及患者的预后。依据五行生克制化规律，运用角、徵、宫、商、羽五音，对应"木火土金水"五调，采用不同音调、音量、节奏、旋律对脏腑作用，进而产生不同的情志反应来治疗疾病，这种疗法称为中医五音体感音乐疗法。临床可以基于五行音乐疗法理论，根据乳腺癌患者的体质及中医证型，针对性地选用相应的调式曲目，用音乐舒缓患者心情，改善患者的失眠及焦虑抑郁等不良情绪，从而辅助患者的治疗，此种中医情志疏导疗法可增强患者自身的心理调摄能力，应当贯穿乳腺癌治疗始终。

第十一节　卵巢癌

赵芹妮，女，73岁，卵巢癌多发转移。

现病史： 患者于2019年3月底，因自觉下腹部胀满不舒，日渐加重，在当地某医院做B超检查，结果示，盆腔肿物。遂行右侧卵巢肿物切除术，术后病理示：卵巢高级别癌；免疫组化示：ER（＋）、PR（－），后行2周期化疗（多西他赛＋卡铂）。患者2020年10月26日复查CT示：右肺门及其右下肺软组织影增多；腹主动脉旁多发肿大淋巴结；腹膜增厚多发结节，腹部盆腔积液考虑转移。后化疗4个疗程（白蛋白＋紫杉醇＋顺铂）。CA125 ≥ 5000U/ml。

初诊：2021年7月6日

刻下症： 患者腹痛隐隐、胀满、腹水、呃逆、纳差。舌淡苔白厚，脉沉缓。

辨证： 脾虚不运，湿邪内停

治法： 温阳健脾，行气利水

方药： 二陈汤合五苓散加减

清半夏10g，砂仁10g（后下），大腹皮10g，厚朴10g，陈皮

10g，白芍10g，猪苓10g，茯苓30g，丹参10g，车前子10g（布包），甘草6g，桂枝10g，党参10g

7剂，水煎服，日1剂，分早晚2次温服。

二诊：2021年7月13日

患者腹部隐痛、胀满稍有缓解。呃逆、纳差减轻，余症未见明显变化，舌脉同前。遂嘱患者继服7剂。

复诊：2021年7月20日

腹胀满消失、腹水量减少，饮食量较前有所增加。

刻下症：便溏，2~3次/日、乏力、寐差。舌淡苔白，脉沉细。

辨证：心脾两虚，气血亏虚

治法：益气健脾，补血养血

方药：归脾汤加减

太子参15g，炙甘草10g，山药30g，炒白术10g，茯苓30g，葛根15g，黄芪15g，酸枣仁15g，浮小麦30g，当归10g，柏子仁15g，清半夏10g

本患者以上方服用近1个月，便溏消失，寐差好转，体力增加。以温阳健脾，行气利水立法，辨证加减治疗1年余。治疗期间，患者病情稳定，腹水渐减，体力恢复明显，饮食量增加，患者精神状态佳，生活质量良好。

按语：患者卵巢癌术后行化疗后出现腹腔、盆腔等多发转移，以腹部胀满、腹水、呃逆诸症较为明显，出现湿邪内停之证。肝脾肾功能失调，久则脾肾阳虚，三焦水道不利，则引发腹水，以腹部胀满、呕逆为主要表现。脾失健运，痰邪凝滞，《丹溪心法·水肿》所云："水肿，因脾虚不能制水，水渍妄行"。脾肾阳虚，水气难化，"肾者水脏，主津液"。肾气特别是肾阳，在维持和调节津液代谢的各个环节发挥着不可替代的作用。张仲景在《金匮要略·痰饮篇》首次提出了论治总则，即"病痰饮者，当以温药和之"。故在本病的治疗中以温阳健脾，行气利水为治法，以二陈汤合五苓散加减治疗。二陈汤出自宋代的《太平惠民和剂局方》，原文云："二陈汤，以治痰饮为患，或恶心呕吐，或头眩心悸，或中脘不快，或发为寒热，或因食生冷，脾胃不和"。取本方健脾助运化水湿之功，并配用五苓散，取其温阳化气利水功效，茯苓、猪苓甘淡之品通利小便，使得水湿从小便而出；桂枝可使水湿得温则化。服用半月，患者复诊，见便溏、乏力、寐差，以健脾养心为治则，归脾汤为主方加减治疗，诸症好转。患者一直坚持中药治疗1年余，非常信任中医疗效，治疗期间病情平稳，生活状态颇佳。

> 张力，女，55岁，卵巢高级别浆液性癌ⅢC期右乳癌ⅡB期癌改良根治术后。

现病史：患者2009年于我院行"右乳癌改良根治术"。并且于2020年4月2日在全身麻醉下行腹腔镜探查术＋右侧输卵管切除术＋左侧卵巢肿物切除术＋腹膜结节活检术。病理示：左卵巢结节、腹膜肿瘤结节：可见异性细胞，考虑低分化癌，术后给予AC方案（盐酸多柔比星＋卡铂）化疗3个周期。于2020年7月28日在全麻下行开腹探查术，全子宫双侧附件切除术＋大网膜切除术＋脾切除术＋部分直肠切除术＋直肠乙状结肠端端吻合术＋阑尾切除术＋横结肠转移结节切除术＋乙状结肠转移结节切除术＋腹壁转移结节切除术＋热灌注管置入术。术后病理示：左侧附件高级别浆液性癌，右卵巢（－）。右侧输卵管周围软组织可见异型细胞团，子宫壁受侵犯，部分肠壁周围脂肪组织及浆膜面可见腺癌浸润，两残（-），脾门处可见腺癌浸润，大网膜受侵犯，乙状结肠结节、腹壁结节、横结肠结节：腺癌结节。术后化疗4周期，方案同上。

初诊： 2020年12月7日

刻下症： 便溏、乏力、恶心，口干。舌淡苔白，脉弦细。

辨证： 脾失健运，胃失和降

治法： 健脾益气，和胃降逆

方药： 四君子汤加减

太子参15g，茯苓30g，炒白术10g，炙甘草6g，紫苏梗10g，陈皮10g，山药30g，天花粉10g，白茅根10g，砂仁10g（后下），桑叶10g

7剂，水煎服，日1剂，分早晚2次温服

二诊： 2020年12月14日

患者诸症均有缓解，舌脉同前，遂嘱患者上方继服7剂。

复诊： 2020年12月21日

患者大便正常，无恶心之症，乏力明显减轻。

刻下症： 心悸、烦躁、寐差、情绪不佳、易焦虑。舌淡紫苔白，脉弦硬。

辨证： 肝肾阴虚，燥热内扰

治法： 补肝益肾，养阴除烦

方药： 酸枣仁汤合六味地黄丸加减

酸枣仁20g，茯苓30g，墨旱莲15g，白芍15g，熟地20g，当归10g，柏子仁10g，山药30g，地骨皮10g，知母10g，山萸肉10g

7剂，水煎服，日1剂，分早晚2次温服。

复诊： 2020年12月21日

患者睡眠、心悸好转，烦躁消失。

刻下症： 血压不稳、头目胀痛、舌淡苔白，脉弦细。

辨证： 肝火上炎，风阳上扰

治法： 清热平肝，疏风通窍

方药： 天麻钩藤饮加减

天麻10g，牛膝10g，蝉蜕10g，甘草10g，钩藤10g（后下），白芍10g，生地20g，石决明30g，柏子仁15g，菊花10g，桑叶10g，浮小麦30g，知母10g

患者上方服用半月，头目胀痛消失，继以健脾和胃，行气宽中，补益肝肾，滋阴清热立法，辨证加减治疗2年余。治疗期间患者病情稳定，生活质量大有提高，患者及其家属甚是欣喜。

按语： 患者在术后行化疗后，脾胃运化功能受到影响而出现便溏、恶心、乏力等症状，遂用四君子汤加减治疗。其出自《太平惠民和剂局方·治一切气附脾胃积聚》篇原文曰："脏腑怯弱，心腹胀满，全不思食，肠鸣泄泻，呕哕吐逆，大宜服之"。在汪昂《医方集解·补养之剂》中言："此手足太阴，足阳明药也"。人参甘温，大补元气为君；白术苦温，燥脾补气为臣；茯苓甘淡，渗湿泄热为佐；甘草甘平，和中益土为使也。气足脾运，饮食倍进，则余脏受荫，而色泽身强矣。并配用紫苏梗、陈皮、砂仁化湿理气之品，以助脾胃运化功能，加用天花粉、桑叶之品可清热生津治疗患者口干之症；服用半月复诊，患者便溏、乏力、恶心诸症有明显缓解，现以寐差，心悸，烦躁为主要临床表现，观察患者情绪不稳，易于焦虑，辨以阴虚内热证，遂以酸枣仁汤合六味地黄丸加减治疗。酸枣仁汤出自《金匮要略》："虚劳虚烦不得眠，酸枣仁汤主之"。六味地黄丸出自钱乙《小儿药证直诀》，其功效在肝、脾、肾三阴并补，而重在滋补肾阴，两方同用共同发挥滋阴补肾、养血柔肝，清热除烦，养心安神之效。服用7剂后患者复诊，睡眠、心悸情况好转，烦躁消失。但出现血压不稳，头痛等问题，遂以"清热平肝"为主要治疗法则，天麻钩藤饮加减治疗，其出自《中医内科杂病证治新义》，方中天麻、钩藤可平肝熄风；《本草纲目》云："天麻为治风神药"；石决明平肝潜阳，除热明目；牛膝引血下行。配用菊花、桑叶、蝉蜕清肝明目之品，以加强本方之力。服用半月后，头目胀痛症状消失。

临床体会：关于癌性腹水的治疗，其是晚期恶性肿瘤常见的并发症之一，多见于消化道肿瘤和妇科肿瘤。癌性腹水具有增长迅速、顽固、量大的特点。西医治疗常以利尿、腹腔穿刺引流、腹腔内化疗为主，但是治疗效果并不是很理想。

本病在中医里可归属于"痰饮"的范畴，《金匮要略》云："其人素盛今瘦，水走肠间，沥沥有声，谓之痰饮"。痰饮形成和肝脾肾功能失调有关，常以气滞、血瘀、痰湿兼夹致病，张仲景在《金匮·水气病篇》提出："血不利则为水"，意寓"血行不利"是水饮病产生的病因。且仲景也在《金匮要略·痰饮篇》首次提出了论治总则，即"病痰饮者，当以温药和之"。遂针对本病，提出温阳行气，利水化瘀治法，以苓桂术甘汤、二陈汤、真武汤、五苓散等方剂+活血化瘀药物，一则可健脾，加强脾运化水湿之力，燥湿化痰；二则以"温药和之"，加温药开化痰饮；三则淡渗利湿，通过利小便，将体内多余水湿，从小便而出；四则疏肝理气，以增加肝疏泄之功，通过气机调畅，以保证水道运输通利；五则活血化瘀，以"血不利则为水"，据此拟定"瘀水同治"。由此依据，立项课题，名称：温阳利水化瘀法在胃癌腹膜转移中的应用（编号：2011072），并在2014年获河北省中医药学会科学技术一等奖。

第十二节　宫颈癌

> 刘翠锦，女，56岁，宫颈鳞癌ⅡA1期术后复发后化疗6周期后。

现病史： 2019年10月18日在全麻下行开腹广泛全子宫+双附件切除术+盆腔淋巴结切除术。病理结果显示：宫颈非角化型鳞状细胞癌，侵犯肌层<1/3，未见明确脉管瘤栓。子宫多发性平滑肌瘤宫颈管内口（−）。增殖期子宫内膜，阴道残端（−），左右宫旁组织（−）。双附件（−）。淋巴结：左盆0/19，右盆0/14转移。2021年3月盆腔CT示：宫颈癌术后，阴道长度软组织影肿物，考虑复发。

2021年3月3日PET/CT示：1.阴道残端部位软组织影增多，与右侧输尿管下段及周围肠道分界不清，显示异常葡萄糖高代谢，考虑恶变的可能性大。病理：超声引导下穿刺活检：低分化癌。免疫组化：ER（−），PR（−），KI67（阳性细胞数20%）放射治疗26次；化疗6次TP方案（紫杉醇+洛铂），末次化疗时间2021年8月25日。

初诊：2021年8月30日

刻下症： 寐差、潮热、盗汗，舌红少苔，脉细数。

辨证： 肾阴亏虚，肝血不足

治法： 益肾滋阴，补血柔肝

方药： 知柏地黄丸加减

黄柏10g，山药30g，墨旱莲10g，女贞子10g，知母10g，山茱萸10g，甘草6g，当归15g，熟地30g，白芍15g，牛膝10g，浮小麦30g，生地15g，酸枣仁15g，丹参10g

7剂，水煎服，日1剂，分早晚2次温服。

二诊：2022年9月6日

患者诸症稍有缓解，舌脉同前，遂嘱患者上方继服7剂。

三诊：2022年9月13日

患者寐差、潮热症状减轻

刻下症： 汗多、乏力甚。舌淡紫，苔白，脉细数。

辨证： 脾虚不运，心血不足

治法： 益气健脾，补血养心

方药： 归脾汤加减

党参10g，当归15g，柏子仁15g，丹参10g，茯苓30g，炙甘草10g，陈皮10g，炒白术10g，远志6g，白芍15g，黄芪15g，酸枣仁20g，五味子10g

患者随证加减，服用上方半月余。寐差、汗出好转，体力增加。遂以益肾养肝，健脾益气，养心安神立法，辨证加减治疗3月余，治疗期间，患者病情稳定，生活质量颇佳。

按语： 此患者为宫颈癌术后，后期出现复发，遂行放化疗，经治疗后患者病情稳定。女子以血为本，以肝为用，本病的发病同肝、脾、肾失调密切相关，治疗上侧重于肝、脾、肾之间的协调。患者一直寐差伴有潮热、盗汗症状，结合舌红少苔，脉细数，遂辨证为肝肾阴虚证。中医认为，放射线为"火热毒"邪，伤及人体阴液，导致患者阴虚潮热，遂以知柏地黄丸加减治疗。

知柏地黄丸出自于《症因脉治》，是由六味地黄丸加知母、黄柏而成。其方以肝、脾、肾三阴并补，而重在滋补肾阴。知母、黄柏清热除烦。配用墨旱莲、女贞子、牛膝加强补益肝肾之功；浮小麦《本草》中所云："除热，止燥渴，养肝气"；酸枣仁在《景岳全书》中记载："性主收敛而入心…宁心志，止虚汗，解渴去烦，安神养血，益肝补中，收敛魂魄"；丹参《滇南本草》中记载："补心定志，安神宁心。治健忘怔忡，惊悸不寐"。再加以浮小麦、丹参、酸枣仁养心气、安心神除烦。服用半月后患者寐差、潮热减轻。再次复诊乏力较甚，考虑因患者在放化疗过程中，损伤脾胃功能，脾胃运化失司，气血化生乏源；心血不足，不可充养血脉，导致机体失去气血濡养，故而乏力甚，以归脾汤为主加减治疗。其出自《严氏济生方》，原文曰："归脾汤，治思虑过度，劳伤心脾，健忘怔忡"。《医林纂要》云："此方主于滋血，故以人参为君，参、芪、甘、术，皆补脾为滋血之主，脾厚而不生湿则生血矣；龙眼甘补滋润，所以为生血之佐；木香、远志则又能升肾水，以由肝而达之心脾；当归以厚肝之脏；枣仁以节心之用，茯神以止心之妄"。《续名医类案》所言："归脾汤兼补心脾，而意专治脾，观其于甘温补养药中加木香醒脾行气可以见矣。龙眼、远志虽曰补火，实以培土，盖欲使心火下通脾土，而脾益治，五脏受气以其所生也，故曰归脾"。遂取其健脾益气，滋养心血之功，使得气血化生充足，血脉充足以濡养机体。同时加用五味子收敛之药，治疗汗多兼症。

> 黄新英，女，45岁，宫颈鳞癌Ⅲ C2 期。

现病史：患者于2019年9月16日盆腔CT示：子宫颈肿物，

符合宫颈癌的表现；两侧附件区多发囊性病变，建议进一步检查；腹膜后及其两侧髂血管旁多发淋巴结，部分肿大。宫颈病理检查示：腺癌。后患者行PET/CT检查：宫颈增粗，内密度不均匀，宫颈偏前方见团块状异常葡萄糖高代谢，考虑宫颈恶性病变；两侧髂血管旁稍大淋巴结影，相应部位见轻度异常葡萄糖高代谢。可疑淋巴结转移。后放疗6次，化疗TP方案2次（紫杉醇+顺铂）。患者于2020年02月27日在全麻下行腹腔镜下筋膜外全子宫双附件切除术。术后病理示：宫颈处可见一个1cm×8cm的粗糙区，宫颈及内口处可见少许腺癌残余，未见明显下侵。阴道残端（−），宫旁组织（−）。左侧输卵管呈慢性炎症伴炎性渗出坏死。右卵巢子宫内膜异位囊肿，右输卵管（−）。因宫颈及其内口可见少许腺癌残余，术后需要化疗。后术后化疗4次（紫杉醇+顺铂）。

初诊：2021年3月31日

刻下症：心悸、乏力、少气、纳差、寐差、腹胀。舌淡，苔白微腻，脉沉缓。

辨证：脾虚不运，心血不足

治法：益气健脾，补血养心

方药：归脾汤加减

党参10g，炙甘草10g，酸枣仁15g，炒白术10g，茯苓30g，柏子仁10g，黄芪15g，远志6g，砂仁10g（后下），当归10g，山药30g

二诊：2021年4月7日

患者诸症稍有减轻，舌脉同前，遂嘱患者继服上方7剂。

三诊：2021年4月14日

患者饮食量增加，腹胀消失。

刻下症： 仍有心悸、乏力、寐差。舌淡苔白，脉沉细。

方药： 上方加白芍10g，丹参10g

患者继以上方服用半月，心悸、乏力、寐差有所缓解。遂以健脾化湿，益气补血，养心安神立法，辨证加减治疗1年余。患者心悸消失，体力大增，睡眠好转，饮食量增多，体重上升，且治疗期间患者病情平稳，心情舒畅。患者及家属甚感愉悦和欣慰。

按语： 患者宫颈鳞癌ⅢC2期，经手术和放化疗后，在治疗的过程中，损伤脾胃功能，运化失司，气血生化乏源，血脉不得充养，机体失于气血滋养。引起患者乏力、少气；且心血不足，心神失养，以心悸、寐差为主要临床表现。辨证为心脾亏虚，以归脾汤辨证加减治疗，益气健脾，增加脾胃运化功能，使得气血有化生之源，濡养机体，并且健脾益气治疗，可发挥"塞因塞用"之法，除腹胀之症，同时补血养心，以心血养心神。患者虽分期较晚，但结合中西医两种治疗手段后，患者病情一直稳定。

临床体会： 宫颈癌为妇科常见癌肿，其发病率约占女性所有恶性肿瘤的13%，早期宫颈癌以手术切除为主；放疗适用于各期宫颈癌，特别是局部晚期宫颈癌。

古代医书中并无"宫颈癌"这一病名，但对于宫颈癌的认识在中医古籍中早有论述。多将宫颈癌归属于"五色带""崩漏""癥瘕""石瘕""虚损"范畴。《黄帝内经》中早有记载："任脉为病，女子带下瘕聚"。《妇人大全良方》记载："若乘外邪合阴阳，则小腹胸胁腰背相引而痛……则生瘕矣"。女子以血为本，以肝为用，故将此病治疗定于调理肝、脾、肾，使得三脏之间协调。中医常以"疏肝解郁""清利湿热""活血化瘀""清热解毒""滋养肝肾""健脾养血"立法，辨证论治，可提升机体免疫功能，防止复发和转移；有效减轻西医治疗毒副作用。延长患者的生存期，提高了患者的生活质量。遂对于此患者采用中西医并治的原则，颇有奇效，使更多此病患者受益。

第十三节 膀胱癌

患者王玉玺，男，69岁，膀胱低级别尿路上皮癌，左侧输尿管上皮癌。

现病史： 患者于2019年11月5日行膀胱肿物电切术，术后病理示：考虑低恶性潜能的乳头状尿路上皮细胞瘤。盆腔CT示：膀胱左侧壁结节状软组织向内突出，符合膀胱癌表现；左侧输尿管下段可疑占位，伴近段管腔扩张，直肠下端稍有增厚，遂补充诊断：左侧输尿管肿物。2019年11月14日于我院行膀胱镜探查+膀胱肿物活检术。病理会诊汇报：低级别尿路上皮癌。2019年11月21日：行双侧髂内动脉，膀胱动脉及肿瘤供血支持造影术：左侧膀胱动脉灌注化疗，双侧膀胱动脉肿瘤供血支栓塞术。2020年7月27日超声示：左侧输尿管末端低回声，左肾盂及左侧输尿管膀胱壁不光滑，前列腺体积增大伴有钙化，右侧未见明显异常，膀胱残余尿量约200ml。2020年8月15日CT示：左侧输尿管下段恶性肿瘤累及膀胱左后壁伴有输尿管积水。考虑：左侧输尿管上皮癌。

初诊：2020年9月30日

刻下症： 小便闭阻、置导尿管、便秘。舌淡苔白，脉沉。

辨证： 肾阳亏虚，气化不利

治法： 温阳化气，行气利水

方药： 五苓散加减

猪苓10g，桂枝10g，薏苡仁30g，茯苓30g，白茅根10g，生甘草6g，泽泻10g，车前子10g（布包），白芍15g，白花蛇舌草10g

7剂，水煎服，日1剂，分早晚2次温服。

二诊： 2020年10月7日

用药后小便不利症状减轻。

刻下症： 仍有便秘，舌紫暗苔白，脉沉

辨证： 气化不利，血瘀脉络

治法： 温阳化气，活血化瘀

方药： 上方加莪术10g，蒲黄10g（布包），牡蛎30g，当归15g

7剂，水煎服，日1剂，分早晚2次温服。

三诊： 2020年10月14日

小便不利大有减轻，便秘缓解，舌脉同前，遂嘱患者继上方服用7剂。

复诊： 2020年10月21日

患者已拔导尿管，可自行小便。

刻下症： 稍有气短、乏力。舌淡苔白，脉沉。

方药： 上方去掉蒲黄、牡蛎加黄芪15g

以温补阳气，化气利水，化瘀散结立法，以五苓散辨证加减使用1月余，使得患者小便通利，可自行排尿，极大地提升了患者的生活质量。

　　按语：患者老年男性，膀胱低级别尿路上皮癌，左侧输尿管上皮癌。以小便不利为主要症状。舌淡苔白，脉沉。结合患者的年龄、症状、体征，遂考虑患者因阳气亏虚，膀胱气化不利，阳不化气，水湿内停的"蓄水证"而导致小便不利。应用"五苓散"辨证加减治疗。《伤寒论》中所云："若脉浮，小便不利，微热消渴者，五苓散主之"。《素问·灵兰秘典论》曰"膀胱者，州都之官，津液藏焉，气化则能出矣"。从五苓散发挥温阳化气利水之入手，通过增强膀胱气化之力，来治疗小便不利。成无己所言："五苓之中，茯苓为主，故曰五苓散。茯苓味甘平，猪苓味甘平，虽甘也，终归甘淡。内经中曰，淡味渗泄为阳。利大便曰攻下，利小便曰渗泄。水饮内蓄，须当渗泄之，以甘淡为主，以茯苓为君，猪苓为臣。白术味甘温，脾恶湿，水饮内蓄，则脾气不治，益脾胜湿，必以甘为助，故以白术为佐。而泽泻味咸寒，内经所言，咸寒下泄为阴，泄饮导溺，必以咸为助，故以泽泻为使。桂枝味辛热，肾恶燥，及食辛以润之，散湿润燥，可以桂枝为使"此患者带有导尿管不能自行排尿，不利之症较甚，遂又加薏苡仁、车前子、白茅根、白芍等通利小便之品，以加强五苓散之功。张锡纯曾云："白芍能敛上焦浮越之热，下行自小便泻出，为阴虚有热，小便不利之要药"。加用白花蛇舌草用其抗肿瘤、利尿通淋双重之效。二诊患者舌质紫暗，遂加蒲黄、当归、牡蛎、莪术以活血化瘀，散结消肿。再次复诊，患者已拔尿管，可自行小便，因患者气短、乏力，加黄芪益气升阳同时也可利水。

　　患者王沄西，男，67岁，膀胱癌，高级别尿路上皮癌。

　　现病史：2019年12月患者行膀胱、前列腺切除、造瘘术。

术后病理：高级别尿路上皮癌侵及周围软组织，可见脉管瘤栓受侵，前列腺（-），可见尿路上皮不典型增生，淋巴结0/8。2020年1月，化疗一次，吉西他滨+铂剂，因白细胞降低停药。化疗期间患者出现间断性发热、泌尿系统感染。2020年3月8日CT示：膀胱术后改变，右侧腹股沟区多发淋巴结肿大，右肺下叶胸膜下小片模糊影，考虑炎性变；右肺上叶高密度微结节，考虑良性。血常规：HB 91.8g/L，生化白蛋白38.7g/L，肌酐136.5μmol/L。

初诊： 2020年4月8日

刻下症： 大便干燥3~4日1次伴有汗多、乏力、腰酸。舌淡苔白腻，脉沉缓两尺不足。

辨证： 肾阳亏虚，肠燥便干

治法： 温肾益精，润肠通便

方药： 济川煎加减

熟地30g，知母10g，怀牛膝15g，当归15g，枳壳10g，白芍15g，炒枣仁15g，肉苁蓉10g，山药30g，肉桂6g，大小蓟各10g，黄柏10g，生黄芪30g，山茱萸10g

7剂，水煎服，日1剂，分早晚2次温服。

二诊： 2020年4月15日

患者便干缓解，1~2日1次，腰酸、汗多稍有减轻，仍有乏力。舌脉同前，遂嘱患者继上方服用7剂。

三诊： 2020年4月22日

患者便干好转，汗出、腰酸消失，体力有所增加。

刻下症： 尿液浑浊、腹胀、四肢不温。舌淡苔白腻，脉沉数。

辨证： 肾气亏虚，下焦虚寒

治法： 温肾利湿，分清化浊

方药： 萆薢分清饮合真武汤加减

萆薢10g，炒薏苡仁30g，茯苓30g，石菖蒲10g，桂枝10g，炒白术15g，乌药15g，炮附子6g（颗粒），猪苓10g，益智仁10g，人参6g

7剂，水煎服，日1剂，分早晚2次温服，水煎剂冲服颗粒剂使用。

复诊： 2020年4月29日

患者尿转清，腹胀消失。

刻下症： 小便不利，四肢不温。舌淡苔白腻，脉沉滑。

辨证： 肾阳亏虚，气化不利

治法： 温阳化气，行气利水

方药： 真武汤加减

当归20g，炒薏苡仁30g，茯苓30g，怀牛膝15g，白芍15g，桂枝10g，炒白术15g，猪苓10g，乌药15g，炮附子6g（颗粒），益智仁10g，人参6g，厚朴10g

7剂，水煎服，日1剂，分早晚2次温服，水煎剂冲服颗粒剂使用。

复诊： 2020年5月6日

患者小便不利缓解，四肢不温消失。舌脉同前，巩固疗效，遂嘱患者继上方服用7剂。

复诊： 2020年5月13日

患者小便通利，排尿顺畅。

刻下症： 低热伴有腰酸、小腹隐痛，尿常规检查，白细胞2+。脉滑，舌淡苔白。

辨证： 湿热蕴结下焦

治法： 清热利湿通淋

方药： 四妙散加减

黄柏10g，炒白术10g，大蓟10g，生甘草6g，薏苡仁30g，滑石10g（布包）小蓟10g，苍术10g，泽泻10g，太子参15g，怀牛膝15g，蒲公英10g，白茅根15g

7剂，水煎服，日1剂，分早晚2次温服。

复诊： 2020年5月20日

患者低热消失，腰酸，腹痛缓解。舌脉同前，巩固疗效，遂嘱患者继上方服用7剂。

复诊： 2020年5月27日

患者检查尿常规已正常

刻下症： 周身乏力，困倦、纳差，舌淡苔白腻，脉沉缓。

辨证： 肾气不足，脾气亏虚

治法： 培补肾气，健脾益气

方药： 四君子汤加味

人参10g，山药30g，砂仁10g（后下），茯苓30g，当归20g，厚朴10g，炒白术15g，白芍15g，杜仲10g，炙甘草6g，怀牛膝15g

患者以上方辨证加减服用1月，体力、食欲增加。遂以补益肾气，健脾益气，温阳化气，行气利水，清利湿热立法辨证加减治疗1年余，治疗期间患者病情稳定，一般生活状况良好。后随访患者，其家属说该患者于2022年初因脑疝去世。

按语： 患者老年男性，初诊以大便干燥为主症，伴有乏力、腰酸，结合舌淡，脉沉缓，两尺不足的脉象辨其为肾阳亏虚而致此症。遂用济川煎加减治疗。济川煎出自《景岳全书》，原文所云："便秘有不得不通者，凡伤寒杂证等病，但属阳明实热可攻类，皆宜以热结治法通而去之。若查其元气亏虚，既不可泻，而下焦胀闭，又通不宜缓者，但用济川煎主之，则有无不达"。何秀山在《重订通俗伤寒论》中曰："夫济川煎，注重肝肾，以肾主二便，故君以肉苁蓉、牛膝，滋养肾阴以通便也。肝主疏泄，故臣以当归、枳壳，一则辛润肝阴，二则苦泻肝气；其妙之处在于升麻升清气以输脾，泽泻降浊气以输膀胱，佐苁蓉，牛膝以成润利之功"。《古今明方发微》所言："大便闭者，有各种治法。除三承气汤、麻仁丸外，又有大热之备急丸、大寒之更衣丸等。然便秘亦有寒热虚实之分。若肾气虚弱，小便清长，大便秘结者，上方皆不适用。唯宜温肾培本，润肠通便，景岳济川煎为代表方"。济川煎所治之大便秘结是由于肾阳虚衰，精血不足所致。因肾主五液，开窍于二阴而司二便。肾阳亏虚，气化功能虚弱，二阴开合失司，不可约束津液，以致小便清长，因小便过多，布散大肠津液必少，则大肠津液亏损；也或者由于肾阳亏虚，导致后阴开启无力；肝肾精血不足，大肠失于润降，大便也秘结难下。可见此便秘属于虚证，方中因患者乏力，重用黄芪，以培补元气，以助通便。患者以本方服用半月后，大便基本正常，效果佳。三诊患者出现小便浑浊之症伴有四肢不温，遂辨证为下焦虚寒所致，以"萆薢分清饮合真武汤加减"治疗。萆薢分清饮，本方原名"萆薢分清散"，首载于《杨氏家藏方》，后至元代收录《丹溪心法》改名为"萆薢分清饮"。在《医考方》所言"其为，萆薢厘清饮，萆薢、石菖蒲、益智仁、乌药，膏浊频数，溺白如油，光彩不足者，名曰膏淋，此方主之"。真武汤出自经典著作《伤寒论》原文云："少阴病，二三日不已，至四五日，腹痛，小便不利，四肢沉重疼痛，自下利者⋯此为有水气，真武汤主之"。肾阳乃一身之阴阳，阳气不能达于四末，则见四肢不温。以二方合用，温补肾阳，治疗下焦虚寒，分清化浊，服用7剂后，尿转清，继出现小便不利，以温阳化气，行气利水立法，继用真武汤加减治疗。服用半月后小便通利，复诊患者出现泌尿系统感染之症，低热、腰酸、腹痛、尿常规异常。四妙散清热利湿，原方本为治疗湿热而致的筋骨疼痛、痿软之病，出自《成方便读》。治疗本患者泌尿系统感染，遂将本方灵活应用，取其清热利湿之效，加白茅根、泽泻、滑石清热通利之品；大蓟、小蓟凉血止血，针对尿潜血治疗并且还有解毒之效配合蒲公英以清热解毒，服用半月后诸症消失，尿常规正常。患者再次复诊，周身乏力、困倦、纳差，考虑患者原发病位，病程日久，以四君子汤加用杜仲、牛膝补益肝肾、强健筋骨。四君子汤益气健脾，增强运化，气血化生之源充足，以充养机体。

> 患者聂作荣，男，79岁，尿血4个月，膀胱占位性病变（膀胱癌？）。

现病史： 2021年12月29日超声示：膀胱充盈欠佳、左右壁可见一低回声团，大小约51.9mm×30.6mm×26.3mm；膀胱内实性占位性病变（性质待定）；双肾体积偏小，结构未见明显异常；前列腺增生；双侧输尿管未见明显扩张。2021年12月30日尿常规示：潜血3+、蛋白质2+、白细胞3+，总前列腺特异性抗原：4.420ng/ml。

初诊： 2022年1月6日

刻下症： 尿血、尿短赤。舌红苔白、脉细数。

辨证： 下焦湿热，迫血妄行

治法：清利通淋，凉血止血

方药：小蓟饮子加减

大蓟10g，生甘草6g，仙鹤草15g，小蓟10g，白茅根15g，侧柏叶10g，藕节10g，滑石10g（布包），山药30g，蒲黄10g（布包），栀子10g，生地20g

7剂，水煎服，日1剂，分早晚2次温服。

二诊：2022年1月13日

患者尿血减少，尿短赤之症消失，舌脉同前，遂嘱患者继上方服用7剂。

三诊：2022年1月20日

患者尿血消失。

刻下症：现尿痛，苔黄腻，脉弦硬。

辨证：下焦湿热，脉络不畅

治法：清利湿热，化瘀通淋

方药：四妙散合八正散加减

黄柏10g，猪苓10g，竹叶10g，瞿麦10g，薏苡仁30g，茯苓30g，白茅根15g，蒲黄10g（布包），苍术10g，泽泻10g，车前子10g（布包），生甘草6g，滑石10g（布包），冬葵子15g

患者上方服用半月余，尿痛缓解，期间再未出现尿血。以清热通淋，凉血止血，化瘀利湿立法，以小蓟饮子和四妙散随证加减治疗半月余，疗效甚好。

按语：患者膀胱占位性病变，以尿血为主症，其属于中医里"血淋"的范畴，结合其兼症和舌脉，乃为湿热蕴于下焦，出现小便短赤，甚则湿热迫血妄行，出现尿血。以小蓟饮子辨证加减治疗，其出自严用和《济生方》。吴昆在《医考方》中所云："下焦结热血淋者，此方主之"。下焦之病，责之湿热。经曰："病在下者，引而竭之，故用生地、栀子凉而导之，以竭其热；用通草、滑石、竹叶淡而渗之，以竭其湿；以小蓟、藕节、蒲黄消而逐之，去其瘀血；当归养血于阴，甘草调气于阳。治疗下焦瘀热之病，必用渗药开其溺窍者，围师必阙之义也"。

用其凉血止血，利水通淋，合用仙鹤草、侧柏叶收敛止血之效，治疗尿血、小便短赤之症。半月后患者尿血消失，出现尿痛之症，结合舌象，其患者下焦湿热尤存，脉络不通而导致疼痛。四妙散合八正散加减治疗，四妙散载于清代张秉成的《成方便读》，本方源于元代危亦林的《世医得效方》的苍术散加味而成。黄柏苦寒而沉降，善清湿热，尤长清下焦湿热；薏苡仁可健脾胃，助运化，除湿邪；苍术苦而燥湿，是健脾燥湿的要药。八正散出自《太平惠民和剂局方》原文曰："八正散，治大人、小儿心经邪热，一切蕴毒，咽干口燥，大渴引饮，心悸面热，烦躁不宁，目赤睛疼，唇焦鼻衄，口舌生疮，咽喉肿痛。又治小便涩赤，或癃闭不通，及热淋、血淋，并宜服之"。二方合用，取清热利湿之效，同时配用冬葵子发挥润涩之用，可减轻排尿疼痛。

临床体会： 膀胱癌是泌尿系统常见的恶性肿瘤之一，其中男性和老年人群是膀胱癌的高危人群。现代医学将膀胱癌分为非肌层浸润性膀胱癌（NMIBC）和肌层浸润性膀胱癌（MIBC），NMIBC临床主要以经尿道膀胱肿瘤切除术和术后膀胱灌注化疗为主；MIBC的标准治法是顺铂为核心的NAC联合根治性切除术。但是，西医的很多治法具有明显的毒副反应或者不便，如手术对膀胱的损伤，导致膀胱功能失常，可出现排尿困难；反复灌注对于患者尿道的损伤，极其容易引发泌尿系统感染以及化疗药物的副作用等，均可导致治疗中止甚至失败，同时也会增加患者的痛苦。遂将中医药引入膀胱癌的治疗即刻显示出了独特的优势和疗效。以温阳化气，行气利水立法在治疗小便不利上，疗效甚佳；以清热利湿，凉血止血立法在治疗尿血，泌尿系统感染等疾病时，同样也取得了不错的效果，让患者受益，生活质量得到了极大地提高。并且中医药以"扶正祛邪""化瘀散结""攻补兼施""益气养血""清热解毒"等治则治法为主，对于膀胱癌病情的控制，防止其复发和转移，在临床上愈显示出其明显的优势。

第三章
肿瘤相关并发症治疗验案

第一节 发热

沙参麦冬汤化裁治疗腹膜假黏液瘤发热案

霍志娥，女，77岁，腹膜假黏液瘤发热。

现病史： 患者2014年11月10日因腹痛入院检查，确诊为阑尾炎，行阑尾切除术，术后病理示：急性坏疽性阑尾炎，阑尾腔内有大量黏液，肌壁肌成纤维细胞增生，黏液变性及黏液聚集，可见个别黏液腺，不除外伴黏液分泌的肿瘤存在，其后未再复查。患者于2020年发现右下腹肿物（原阑尾手术处），未行治疗。2022年初出现恶心、呕吐、腹泻、黑便，治疗（具体不详）后好转。2022年5月全腹CT（平扫+增强）示：右附件区约8.7cm×6.5cm×17.6cm囊实性病变，考虑恶性肿瘤，卵巢癌？转移瘤？腹膜不均匀增厚；腹盆腔大量积液，考虑转移；肝内多发低密度影，肝被膜下稍低密度影，转移？2022年6月9日腹部彩超示：17.7cm×9cm×6.5cm低回声包块，局部边界不清，内回声不均，可见少许血流信号。2022年6月10日穿刺病理示：腹膜假黏液瘤。

初诊： 2022年6月15日

刻下症： 发热十余天，每日午后热起，体温可达38℃，夜间汗出热退，咳嗽，痰少色白质黏，纳少，腹部胀大，消瘦，舌红苔少，脉弦细。

辨证： 肺胃津亏，阴虚内热。

治法： 滋养肺胃，清热生津。

处方： 沙参麦冬汤加减。

沙参15g，麦冬20g，玉竹10g，桑叶15g，天花粉10g，山药30g，西洋参10g，炙甘草10g。

7剂，水煎服，日1剂，分早晚2次温服。

二诊： 2022年6月21日

患者服药1周，发热减轻。

刻下症： 发热，咳嗽，白痰量少，腹胀，舌红苔少，脉弦数。

方药： 上方加枇杷叶15g、太子参10g、前胡10g、山药30g。

7剂，水煎服，日1剂，分早晚2次温服。

患者上方服用7剂后，发热消失，咳嗽、咳痰减轻，纳食好转，唯腹部憋胀不解。根据患者病史所知，腹部憋胀为腹腔肿瘤所致，"急则治标，缓则治本"，故后续应重点针对患者的肿瘤进行治疗。

按语： 此患者腹膜假黏液瘤发热，属于中医"内伤发热"的范畴，内伤发热包括气虚发热、血虚发热、阴虚发热和阳虚发热。患者初诊以"发热"为主诉，每日午后热起，热势不盛，夜间汗出热退，伴有咳嗽，痰少色白质黏、纳少、舌红苔少、脉细，为"阴虚发热"之征。此患者巨大占位，其中大量黏液，腹盆腔大量积液，势必致体内阴液亏虚，水不制火所成阴虚发热。

患者病位在"肺胃",证属"肺胃阴虚",故以"滋养肺胃、清热生津"立法,给予沙参麦冬汤进行治疗。沙参麦冬汤出自清代温病四大家之一吴鞠通的《温病条辨》,书中记载:"燥伤肺胃阴分,或热或咳者,沙参麦冬汤主之",此方为润燥剂,具有甘寒生津、清养肺胃之功效,主治燥伤肺胃、津液亏损而致的口渴咽干、干咳少痰、舌红少苔、脉细数者。方中沙参、麦门冬具有甘寒养阴、清热润燥之功,为君药;玉竹养阴润燥,天花粉清热生津,两药相配可加强君药养阴生津、清热润燥之功,为臣药;同时佐以冬桑叶滋阴润燥;胃液既耗,脾的运化必受影响,故用生扁豆健脾胃而助运化。诸药相配,使肺胃之阴得复,燥热之气得除,清不过寒,润不呆滞,共奏清养肺胃,育阴生津之效。患者服药7剂后发热减,14剂后发热消失,咳痰、纳少等症都已好转。

临床体会:腹膜假黏液瘤是发生在腹腔壁层、大网膜及肠壁浆膜面的低度恶性黏液性肿瘤。本病系卵巢黏液性囊肿、卵巢黏液性囊腺瘤或阑尾黏液囊肿破裂流入腹腔而形成,黏液样物流入腹腔,继续分泌黏液使腹腔内蓄积大量胶样黏液,造成胶质状腹水,称为"胶腹",临床主要表现为腹围进行性增加伴腹胀。此病发生率较低,女性发病率高于男性,发病人群大多为中年或老年。此病以手术治疗为主,很少转移,但易复发,难以治愈,是临床上较为棘手的一种疾病。此患者腹膜假黏液瘤病程日久,肿瘤生长在大量消耗机体营养的同时,亦压迫腹腔器官使患者食欲减退,纳食减少,以致患者阴液耗伤、阴不制阳而发热,其阴亏表现主要在"肺胃",故选用具有"滋养肺胃之阴"功效的沙参麦冬汤进行治疗,收效良好。可见,临床对于肿瘤发热辨证准确,选用对证的经典方剂,往往会收到不错的治疗效果。

麻黄附子细辛汤化裁治疗乳腺癌发热案

患者张丛丛，女，51岁，乳腺癌术后化疗后，多发转移。

现病史： 患者因左乳癌术后化疗后，多发转移。病理结果：左乳腺浸润癌ⅢA期（PT2N2M0）；右肺下叶结节穿刺病理：低分化癌；免疫组化结果：AE1/AE3（＋），Ki67（阳性细胞数20%），ER（0%阳性），PR（0%阳性），HER2（1+）；2019年5月23日PET/CT：1.左乳腺癌术后，前胸壁可见团块状不均匀软组织密度影，邻近胸骨左侧缘可见骨质破坏，考虑为胸壁转移伴邻近胸骨受侵。2.右肺下叶外基底段、右肺下叶后基底段、左肺上叶尖后段、左肺下叶内前基底段见结节状软组织影，考虑为恶性病变可能性大，转移？原发？后GP化疗方案1+2个周期，并放疗30+18次，给抗骨转移药物"伊班膦酸钠"，后口服他莫昔芬内分泌治疗。后紫杉醇＋卡培他滨第二周期化疗。

初诊：2020年7月2日

刻下症： 患者发热39℃~40℃，午后夜间明显，口服萘普生后体温降至37.8℃，伴有恶寒、纳差、流冷涎，乏力甚。舌淡，苔白水滑，脉沉缓。

辨证： 少阴阳虚，风寒外束

治法： 益气助阳，解表散寒

方药： 麻黄附子细辛汤加味

炙麻黄6g，人参6g，炮附子6g（颗粒），羌活6g，细辛3g（颗粒），炒白术10，炙甘草6g

7剂，水煎服，日1剂，分早晚2次温服（因炮附子和细辛

有毒，为患者用药安全，嘱咐患者将细辛、炮附子用成中药颗粒剂，服用时用其他药物煎煮后的药汁，冲开温服）

二诊：2020年7月9日

服用1周后，体温降至正常，停用"萘普生"。

刻下症： 患者气短、乏力、流涎、舌淡苔白，脉沉缓。

辨证： 运化失司，气血乏源

治法： 健脾升清，益气养血

方药： 补中益气汤加减

太子参15g，当归10g，山药20g，炙甘草10g，生黄芪20g，砂仁6g（后下），陈皮10g，升麻6g，炒白术15g，柴胡10g

患者以上方辨证加减1月余，气短、乏力诸症大有减轻，脉象和缓有力，病情稳定。遂继以健脾益气立法治疗。

按语： 麻黄附子细辛汤出自《伤寒论》，"少阴病，始得之，反发热，脉沉者，麻黄附子细辛汤主之"。《医方考》中记载："麻黄附子细辛汤，病发于阴者当无热，今少阴病始得之，何以反发热也？此乃太阳经表里相传之证耳。盖太阳膀胱经与少阴肾经相表里，肾经虚，则太阳之邪由络直入肾脏。余邪未尽入里，故表有热。寒直入肾，故里脉沉"。本应是太阳受邪，发热，若阳气充足，可抗邪外出，则见脉浮，即太阳病；若少阴肾者，其同太阳经互为表里，肾阳亏虚，即为寒，脉微细，本不该发热，但今"反发热"，且脉沉，可见少阴兼有表证，即少阴太阳同病而引起的发热。现代著名医家刘渡舟教授也认为："太阳在表风寒之邪未解，而少阴里阳已虚"。本患者术后又经过多次放化疗，阳气大伤，周身乏力甚、冷涎、水滑苔、沉缓脉，为气虚、阳虚之症，且伴有恶寒之症，"有一分恶寒，便有一分表证"。遂应用麻黄附子细辛汤为基础方，温少阴里阳，解太阳风寒之邪。患者二诊，体温降至正常，症见气短、乏力，遂改用补中益气汤加减治疗，其出自于李东垣的《脾胃论》，因患者病程日久，手术放化疗多损伤脾胃之气，气血化生乏源，以健脾升清，益气养血治疗方法，改善患者气短、乏力诸多亏虚之症。

小柴胡汤化裁治疗肝内胆管癌发热案

患者许长友，男，65岁，肝内胆管癌根治术后复发。

现病史： 患者于2017年12月25日行右肝肿瘤切除术+胆囊切除术，术后病理示：肝内胆管癌，中度分化，化疗8周期（卡培他滨）。2018年7月肿瘤复发进展：后化疗3周期（氟尿嘧啶+亚叶酸钙+伊利替康）；2018年9月28日腹部CT复查：提示肝内多发转移瘤，肝门部淋巴结转移，于2018年10月12日行介入治疗，并口服阿帕替尼；于2018年11月1日行放疗，后于2018年12月20日行介入治疗。2019年1月30日停用阿帕替尼，口服仑伐替尼，并行PD-1治疗；2019年4月15日再次行介入治疗；2019年6月12日肝脏核磁示：肝内胆管癌术后，肝内多发转移瘤，门腔静脉间及腹膜后淋巴结转移。2019年6月24日行放疗；2019年9月腹部CT示：转移灶活动，病灶较前增大，门腔静脉间及其腹膜后淋巴结转移；于2019年9月9日再次行介入治疗；2019年11月28日复查示：肝内病灶及其转移淋巴结均较前增大，停用仑伐替尼，保留PD-1治疗，同时联合AP方案化疗3个周期。2020年2月19日当地医院复查：肝内转移瘤较前明显增大，于2020年2月24日在当地医院行PD-1联合仑伐替尼1周期治疗；2020年3

月11日上腹部核磁显示：肝内胆管癌术后，肝内多发转移瘤，较前片肝内多发病灶增多，肝门部多发淋巴结肿大，肝门部胆管炎可能，于2020年3月16日行TACE术，术后出现发热，考虑胆道感染，给予抗感染治疗后好转，发热退。

初诊：2020年7月9日

刻下症：间断发热1月，体温38℃左右，最高至38.9℃，伴有胁痛、纳差、口干、乏力。舌红苔白，脉弦细数。2020年7月7日血常规检查示：白细胞正常。

辨证：少阳经证

治法：和解退热

方药：小柴胡汤加减

柴胡20g，生甘草6g，黄芩15g，枳壳10g，清半夏10g，人参10g，三片姜，五枚大枣

7剂，水煎服，日1剂，分早晚2次温服

二诊：2020年7月16日

患者服药4天后，发热退

刻下症：恶心、呕吐、纳差、乏力。舌淡苔白微腻，脉细。

辨证：脾失运化，胃失和降

治法：益气健脾，和胃降逆

方药：四君子汤加减

清半夏12g，炙甘草6g，砂仁10g（后下），人参10g，茯苓30g，紫苏梗10g，炒白术15g

患者以上方辨证加减2月，即纳差、呕吐、恶心之症明显缓解，患者饮食量增加，体重上升，体力得有恢复。患者继以健脾益气、和胃降逆立法，并随证加减治疗1月余，治疗期间患者病

情稳定，生活状态良好，治疗效果颇佳。

按语：小柴胡汤出自于《伤寒论》，为张仲景的医学经典著作，"寒热往来，胸胁苦满，默默不欲饮食，心烦喜呕…小柴胡汤主之"。柯琴《伤寒来苏集》所注："少阳脉循胸胁，邪入其经故苦满，胆气不舒故默默，木邪犯土故不欲饮食，相火内炽故心烦，邪正相争故喜呕"。黄元御《伤寒悬解》所注："少阳经脉，下胸贯膈，由胃口而循胁肋，病则经气郁遏而克戊土。戊土胀塞，碍胆经降路，经脉壅阻，故胸胁苦满。戊土被贼，困乏堙瘀，故默默不欲饮食。甲木既逆，相火上燔，而戊土升填，君火又无下降之路，是以心烦。胃土上逆，浊气不降，是以喜呕"。患者出现发热，检查血常规示白细胞正常，遂可排除"感染性发热"。后考虑患者肝内胆管癌根治术后复发，出现肝内多发转移瘤，病位在肝胆，定位于少阳经，由于少阳枢机不利而导致发热，且患者伴有不欲饮食，胁痛、口干，弦细数脉，遂予小柴胡汤加减治疗，和解退热。患者服用4剂后热退，二诊患者有恶心、呕吐、纳差、乏力，舌苔白腻等症状和体征，考虑患者术后，又多次进行放化疗，损伤脾胃之气，脾气亏虚，运化无权，气血化生乏源，不可充养机体，故见乏力；胃失和降，胃气上逆，遂出现恶心、呕吐。以四君子汤加减治疗，其出自于《太平惠民和剂局方》："治荣卫气虚，脏腑怯弱，心腹胀满，全不思食，肠鸣泄泻，呕哕吐逆，大宜服之"。以补益患者脾胃之气，提升其运化之力，纳馨，气血化生充足，以充养机体，同时配用砂仁、紫苏梗理气宽中，化湿和胃之品，共奏健脾和胃之效。

临床体会：肿瘤热在中医里属于"内伤发热"的范畴。是中晚期肿瘤患者常见的并发症，其特点是病程迁延、病情反复。

关于肿瘤发热：其一，同肿瘤细胞本身产生内源性致热因子密切相关，在肿瘤细胞迅速生长的过程中由于组织相对缺血、缺氧可引起细胞坏死，直接大量释放TNF-α，其作为多活性蛋白质具有一定的致热性，具体可能通过前列腺素E$_2$而发挥作用；其二，肿瘤晚期患者由于电解质不平衡，机体代谢失调，亦可导致发热。西医常用激素、抗生素治疗，但由于相关理化指标未见明显的感染征象，效果不佳，且具有一定的副作用。

诚然，中医在此病症的治疗中，基于患者的原发病史，结合临床症状和体征灵活辨证。法随证立，方从法出，而不是一方统治一病。在治疗肿瘤热中发挥出了中医的独特优势。高度的灵活性，体现了中医"辨证论治"和"整体观"的思想。

第二节　疼痛

四逆散合膈下逐瘀汤化裁治疗阑尾癌腹痛案

患者秦淑珍，女，71岁，阑尾腺癌术后化疗后，伴腹腔、盆腔广泛转移。

现病史： 患者于2020年11月16日在"正定县医院"行腹腔镜胆囊切除+阑尾切除术，术后病理示：镜下阑尾浆膜面及阑尾系膜中可见转移性癌，结合免疫组化，考虑腺癌转移，不除外胃来源。免疫组化示：AE1/AE3（＋），KI67（阳性细胞数30%），CA125（＋），后在我院于2021年1月11日在全麻下行腹腔镜探查+腹腔热灌注管置入术。患者化疗6次（Mfolfox6方案），腹腔热灌

注2次口服卡培他滨治疗。2022年4月25日CT示：阑尾腺癌术后化疗后改变；肝被膜，腹膜增厚，考虑腹膜转移，较2022年3月4日部分增大；脐部软组织密度影增多，考虑转移，较前部分增大；前腹壁皮下多发软组织结节，考虑转移，较前增大。

初诊： 2022年5月7日

刻下症： 小腹疼痛有结块，痛如刀割，口干，排便困难，乏力。舌暗红，苔白，脉弦硬。

辨证： 气滞血瘀，腑气不通

治法： 活血行气，通腑散结

方药： 四逆散合膈下逐瘀汤加减

柴胡10g，炒杏仁10g，当归15g，蒲黄（包煎）10g，牡蛎30g，枳实10g，炒莱菔子15g，丹参10g，生地30g，莪术10g，白芍15g，厚朴10g，香附10g，玄参15g，党参10g，甘草6g，郁金10g，延胡索10g，浙贝母10g

7剂，水煎服，日1剂，分早晚2次服用。

二诊： 2022年5月14日

患者腹痛有所缓解，余症未见明显变化，舌脉同前，遂嘱患者上方继续服用7剂。

复诊： 2022年5月21日

该患者服用本方半月后腹痛明显缓解

刻下症： 大便不畅，纳差，胃胀。舌暗红苔白，脉弦硬。

方药： 上方去掉炒莱菔子加山药30g、炒鸡内金10g

患者以上方辨证加减1月余，腹痛大有缓解，排便困难、纳差、乏力等余症有所减轻。

按语： 膈下逐瘀汤出自《医林改错》，主要治疗的病变部位在肝胆、脾胃、肠等诸多脏腑组织，其所治包括"积块""痞块""腹部疼痛"等。王氏认为：这些脏器位置相连，均在腹部，功能相似，与饮食水谷消化、吸收、传输密切相关。患者阑尾腺癌，病位在阑尾，其为腑。腑之特点即："腑气以通为用，以降为和"。结合患者腹痛有结块，排便困难，舌暗红，弦脉之症，即判断患者肠腑因气血瘀滞不通则导致疼痛，故用四逆散合膈下逐瘀汤为基础方加减调气机、活血散结，治疗因不通导致的腹部疼痛。肺和大肠相表里，炒杏仁以通降肺气来通降腑气，服用半月后患者疼痛明显缓解。复诊患者纳差、胃胀、排便不畅。遂加"山药""鸡内金"之品，用山药之品补益脾胃，助脾胃运化；鸡内金助山药并可消瘀滞。张锡纯其言："鸡内金不但能消脾胃之积，无论脏腑何处之积，鸡内金都可消之"。山药同鸡内金配伍一可助脾胃运化，改善纳差、胃胀之症；二可消脏腑之积，进一步改善腑气不通之症。随后患者腹痛减，余症减轻，效果颇佳。

旋覆花汤合血府逐瘀汤化裁治疗肺癌胸痛案

刘丙坤，男，79岁，右肺鳞癌。

现病史： 患者2022年8月做气管镜咬检病理示：非小细胞癌。免疫组化结果示：KI67（阳性细胞40%）曾口服安罗替尼两周，因反应大停服。后免疫治疗一次（帕博利珠单抗）。

初诊： 2023年2月8日

刻下症： 胸痛甚、咳嗽、痰多、色白、便干。舌暗苔白，脉浮数。

辨证： 气滞血瘀，络脉不通

治法： 活血行气，化瘀通络

方药： 血府逐瘀汤和旋覆花汤加减

当归20g，炙甘草10g，川芎10g，茜草10g，生地20g，赤芍10g，枳壳10g，芦根15g，桃仁10g，桔梗10g，牛膝10g，款冬花10g，红花10g，柴胡10g，旋覆花10g，太子参15g

7剂，水煎服，日1剂，分早晚2次温服

二诊： 2023年2月15日

患者胸痛稍有缓解，余证未见明显变化，舌脉同前，遂嘱上方继服7剂

复诊： 2023年2月22日

服用半月后，患者胸痛大有减轻，咳痰量少。

刻下症： 偶发右胸痛，稍有咳嗽，口干，舌淡。

辨证： 瘀血阻滞，痰湿蕴结

治法： 活血理气，化痰散结

方药： 血府逐瘀汤加减

紫苏子15g，赤芍10g，桔梗10g，丹参10g，山慈菇6g，生地15g，百合15g，地龙10g，紫菀10g，西洋参6g，当归10g，沙参15g，牡蛎30g，枇杷叶10g，桃仁10g，浙贝母10g，重楼6g，僵蚕10g

以活血行气、化瘀通络、化痰散结为立法辨证加减治疗2月余，胸痛基本消失、偶有咳嗽、咳痰，并且服用中药期间患者饮食量增多，体重上升，体力得以恢复，患者病情稳定，生活状态良好，治疗效果颇佳。

按语： 旋覆花汤出自《金匮要略》中的"五脏风寒积聚病"

其篇云："肝着，其人常欲蹈其胸上，未先苦时，但欲饮热，旋覆花汤主之"。方中旋覆花具有降气化痰之效，配用茜草取其活血之功。后世叶天士取旋覆花汤具有辛通之用，视之为"辛润通络"之祖方，提出所谓络病"宜辛甘润温之补，盖肝为刚脏，必柔以济之""凡久恙必入络，络主血，药不宜刚""议以辛润宣畅通剂""辛润通络"等治疗思路。血府逐瘀汤出自清代著名医学家王清任的《医林改错》，原文曰："血府即为人胸下隔膜一片，其薄如纸，最为坚实，前长与心口凹处齐，从两胁至腰上，顺长如坡，前高后低，低处如池，池中存血，即精汁所化，名曰血府"。王氏指出"胸中血府极易产生瘀血"。即关于"血府"一词《内经》中曾有记载："夫脉者，血之府也"。此血府指的是脉，血液在脉中循行于全身，所以将脉称为血府，"血府逐瘀"顾名思义即：逐血中瘀滞，让脉行顺畅。本患者原发病为右肺鳞癌，胸痛甚，严重影响患者的生活。肺脏在五脏中即为"娇脏"，因其此特点，易受秽浊邪毒的侵犯。清代医家高秉均曾云："癌瘤者，非阴阳之气所结肿，乃是由于五脏瘀血浊气痰凝而成"，久而久之导致肺损而为害。瘀血、浊气、痰凝久瘀肺部而导致肺络不通，不通则痛，故患者以"胸痛甚"为主要症状，以血府逐瘀汤和旋覆花汤为基础方加减治疗，逐胸中之瘀血，理气通络，同时合用芦根、款冬花之品以化痰，一可祛除胸中痰浊之邪，以防痰瘀互阻，病情缠绵难愈；二可治疗咳嗽、痰多等兼症。患者服用半月后，遂来复诊，胸痛大有减轻，生活状态也明显改善，患者及其家属大为欣悦。右侧胸痛偶发，稍有咳嗽，苔白微腻。遂以血府逐瘀汤加减治疗，同时加用浙贝母、紫苏子、僵蚕、山慈菇等化痰散结之品，针对患者口干之症，加用西洋参、沙参生津之品。

身痛逐瘀汤化裁治疗乳腺癌胸骨转移胸痛案

牛振茹，女，53 岁，乳腺癌胸骨转移胸痛。

现病史：患者于 2015 年 7 月 16 日于全麻下行右乳房切除术＋前哨淋巴结活检术。术后病理示：乳腺浸润性导管癌Ⅱ级，未见明确脉管癌栓，淋巴结无转移癌。免疫组化示：ER（40％强阳性），PR（50％强阳性），Ki-67（60％阳性），HER-2（–）。术后环磷酰胺联合吡柔比星方案辅助化疗 4 周期，口服他莫西芬内分泌辅助治疗。2022 年 6 月因胸骨疼痛检查发现乳腺癌胸骨转移。

初诊：2022 年 7 月 14 日

刻下症：胸骨疼痛，固定不移，呈撕裂样疼痛，局部灼热，寐差，右上肢肿胀疼痛，舌紫暗苔白，脉沉涩。

辨证：瘀血阻滞，不通则痛。

治法：活血化瘀，散结止痛。

方药：身痛逐瘀汤加减。

秦艽 10g，羌活 10g，当归 15g，香附 10g，怀牛膝 10g，地龙 10g，川芎 10g，桑枝 10g，姜黄 10g，生地 20g，丹参 10g，肿节风 10g，骨碎补 20g，续断 15g。

7 剂，水煎服，日 1 剂，分早晚 2 次温服。

二诊：2022 年 7 月 28 日

患者上方服用 2 周，胸骨疼痛减轻。

刻下症：胸骨偶有疼痛，寐差，舌淡苔白，脉沉细。

方药：上方加桑寄生 10g，柏子仁 10g。

7 剂，水煎服，日 1 剂，分早晚 2 次温服。

患者上方服用月余胸骨疼痛消失，睡眠好转。

按语：乳腺癌胸骨转移引起的疼痛，属于中医学"痛证"范畴，究其病因病机，历代医家多从"不通则痛"和"不荣则痛"论治。不通则痛是指由于外感之邪、寒凝、气滞、痰阻、血瘀等导致经脉闭阻不通而出现的疼痛。不荣则痛是指因各种原因导致的气、血、阴、阳虚损，使脏腑、经脉失于温煦、滋润、濡养而发生的疼痛。此患者以"胸骨疼痛"为主诉就诊，结合病史可知，为乳腺癌胸骨转移所致，结合"痛处固定不移、舌紫暗、脉涩"等表现，证属"瘀血疼痛"，为瘀血阻滞经脉，气血运行不畅所致，故可以按照"不通则痛"论治，以"活血化瘀、散结止痛"立法，给予身痛逐瘀汤加减治疗。身痛逐瘀汤出自清代医家王清任的《医林改错》，书中记载："凡肩痛、臂痛、腰疼、腿疼，或周身疼痛，总名曰痹症……古方颇多，如古方治之不效，用身痛逐瘀汤"。本方主治瘀血痹阻经脉，肢节或周身疼痛，日久不愈，舌紫暗或有瘀斑，脉涩弦者。《医林改错注释》记载："方中秦艽、羌活祛风除湿，桃仁、红花、当归、川芎活血祛瘀，没药、灵脂、香附行血气，止疼痛，牛膝、地龙疏通经络以利关节，甘草调和诸药"。患者上方服用月余胸骨疼痛消失，睡眠好转。

临床体会：乳腺癌是女性最常见的恶性肿瘤，世界卫生组织国际癌症研究机构公布的2020年全球最新癌症统计数据显示，乳腺癌已取代肺癌，成为全球第一大癌症。乳腺癌骨转移是晚期乳腺癌常见的并发症之一，乳腺癌转移中最常见的部位是骨，骨转移不但会导致剧烈的骨痛，而且还会引起病理性骨折、脊髓压迫、高钙血症等骨相关事件，严重影响患者的生命及生活质量。目前，西医针对乳腺癌骨转移的治疗方法主要包括放射治疗、针对破骨细胞的治疗（如双膦酸盐、地诺单抗等药物）以及针对成骨细胞的治疗（如罗莫昔单抗等药物）等。此患者为乳腺癌胸骨转移引起的疼痛，证属"瘀血阻滞、不通则痛"，故以"活血化瘀，散结止痛"立法，选用身痛逐瘀汤治疗。因肿瘤瘀阻部位为胸骨，为防骨质受肿瘤破坏，故在上方的基础上佐以骨碎补、续断等补肾壮骨之品进行治疗，调治月余，胸骨疼痛消失。临床上其他骨转移癌疼痛证属瘀血阻滞者，亦可运用此方辨证加减进行治疗。

第三节　梗阻

大建中汤化裁治疗术后肠梗阻案

康翠荣，女，70岁，子宫内膜癌术后。

现病史： 患者于2022年9月22日在全麻下行开腹筋膜外全子宫双附件+盆腔腹主动脉旁淋巴结+骶前淋巴结+乙状结肠表面结节+膀胱腹膜返折转移结节+部分大网膜切除术（腹主动脉淋巴结清扫双侧至肾血管水平），术后第4日，患者自述腹胀明显，给患者足三里局部封闭，行正位腹平片示：脊柱居中，双侧腰大肌轮廓清晰，腹部肠腔多量气体淤积，全腹显示多发宽窄不等、阶梯状排列的气液平面。同时可见大跨度充气扩张的肠管，黏膜呈现弹簧状。影像诊断：肠梗阻，请中医科会诊治疗。

初诊：2022年9月27日

刻下症： 患者腹胀痛、汗多乏力、便溏量少。舌淡紫，苔白滑，脉濡数。

辨证: 中焦阳虚, 阴寒内盛, 腑气不通

治法: 温中补虚, 降逆止痛, 理气通腑

方药: 大建中汤加减

人参6g, 砂仁15g (后下), 干姜10g, 川椒10g, 炮附子6g (颗粒), 厚朴20g, 炙甘草10g, 桂枝10g

7剂, 水煎服, 日1次, 分早晚2次温服, 并冲服颗粒剂服用。

同时配合针灸治疗, 取穴: 足三里、中脘、上巨虚、下巨虚、天枢穴并加用艾灸神阙, 每日一次。

患者服用4天后配合针灸治疗后, 腹胀明显减轻, 嘱患者继续内外合治; 7天后, 腹胀消失, 遂出院。出院后随访, 患者身体状态颇佳, 无再发腹胀之症。

按语: 肠梗阻归属于中医"肠结"的范畴, "肠结"是以肠道闭结不通, 为肠的传化功能失调, 肠腑闭塞不通所致。在《黄帝内经·灵枢·十气篇》云: "饮食不下, 隔塞不通, 邪在胃脘; 腹中肠鸣, 气上冲胸, 喘不能久立, 邪在大肠", 提出了本病的病位。

本病以腹痛、腹胀、呕吐、停止排气排便为主要的临床表现, 对于肠结的治疗, 在《金匮要略》云: "病者腹满, 按之不痛为虚, 痛者为实, 可下之", 遂指出"通"为治疗肠结的方法。

以"通"为其主要的治疗方法, 怎么去更好地理解和应用这个"通"法, 是需要中医仔细辨证立法的。根据患者其症状, 腹胀伴有乏力、多汗、便溏、白滑苔、濡脉可辨, 其肠结的原因是中阳亏虚, 阴寒内胜。寒主收引之特性, 会导致腹部的拘急疼痛, 故选用大建中汤加减, 选用"通"法中的温通之法。

大建中汤出自于《金匮要略》，原文云："心胸中大寒痛，呕不能食，腹中寒，上冲皮起，出见有头足，上下痛而不可触近，大建中汤主之"。徐彬在《金匮要略论注》所云："心胸中本阳气治事，今有大寒与正气相阻则痛，正气欲降，而阴寒上逆，则呕；胃阳为寒所痹，则不能食，更腹中亦寒，气浮欲皮肤而见假热之色，乃上下剧痛而手不可近，此为寒气夹虚，满于上下内外"。此方中炮附子大热，走窜之力强，温阳散寒止痛；干姜性辛热可温中散寒助炮附子之力，人参补脾益气重建中脏，并重用厚朴、砂仁增强理气宽中通腑之功。共奏温中补虚，降逆止痛，理气通腑的功效。

同时在嘱患者服用中药时，配合针灸治疗，起到双管齐下的治疗作用。选取针刺腧穴：足三里、中脘、上巨虚、下巨虚、天枢穴并加用艾灸神阙。中脘局部取穴；天枢为大肠经的募穴主通调肠腑，理气消食；足三里、上巨虚、下巨虚为胃、大肠、小肠的下合穴，有通降腑气的作用，为治疗腑病的穴位。针药同时配合治疗，患者7日后，腹胀消失，梗阻消除，效果颇佳。

第四节　咯血

苇茎汤化裁治疗肺癌咳血案

闫孟泽，男，75岁，肺癌咳血。

现病史：患者于2021年4月24日因咯血入院，入院后行胸部CT检查示：右上肺中央型肺癌伴阻塞性炎症，肿块约

5.8cm×4.7cm×4.8cm，右肺门及纵隔淋巴结肿大，右下肺小结节。支气管镜活检病理示：肺鳞癌。患者入院积极治疗后咯血暂止，但此后每天均有咯血。患者高血压史3年，口服硝苯地平治疗血压控制可，脑梗死5月余。

初诊： 2021年5月18日

刻下症： 咳血，憋喘，咳嗽，黄痰，右侧肢体麻木，便干、日一行，舌红苔白微厚，脉弦硬。

辨证： 痰热阻肺，血络受损。

治则： 清肺化痰，凉血止血。

方药： 苇茎汤加减。

芦根20g，冬瓜子15g，薏苡仁30g，茜草15g，杏仁10g，浙贝10g，僵蚕10g，牡蛎30g，玄参15g，重楼6g，生甘草6g，前胡10g，紫苏子15g，仙鹤草15g，山慈菇6g，天冬10g，白茅根15g，百合10g，生地黄20g。

7剂，水煎服，日1剂，分早晚2次温服。

二诊： 2021年6月29日

患者上方服用月余，咳血消失，咳嗽、咳痰减轻。

刻下症： 稍有咳嗽、咳痰，胸闷，动则加剧，舌暗红，苔白厚，脉弦硬。

方药： 上方去仙鹤草、白茅根、生地黄、山慈菇，加桔梗10g、白前10g、紫菀10g、款冬花10g。

7剂，水煎服，日1剂，分早晚2次温服。

患者上方辨证加减治疗月余，诸症消失。

按语： 肺癌咯血属于中医学"咯血"的范畴，中医学认为咳血主要是由于外邪犯肺、肝火上炎、阴虚火旺，或气不摄血等原因导致肺络损伤，血液妄行，溢入气道而形成。病机主要为火热熏灼、迫血妄行；气虚不摄血，血溢脉外；瘀血阻络，血不循经。治疗上分别采用清热凉血法、补气摄血法、活血化瘀法。综合辨证，此患者证属"痰热阻肺、血络受损"，故以"清肺化痰、凉血止血"立法，以苇茎汤加减进行治疗。苇茎汤出自《外台秘要》，具有清肺化痰、逐瘀排脓之功效，主治热毒壅滞、痰瘀互结之肺痈，可见身有微热、咳嗽痰多、甚则咳吐腥臭脓血、胸中隐隐作痛、舌红苔黄腻、脉滑数等症。《内经》记载："热盛则肉腐，肉腐则成脓"，《成方便读》记载："痈者，壅也，犹土地之壅而不通也。是以肺痈之证，皆由痰血火邪，互结肺中，久而成脓所致。桃仁、甜瓜子皆润燥之品，一则行其瘀，一则化其浊；苇茎退热而清上，薏苡仁除湿而下行。方虽平淡，其散结通瘀、化痰除热之力实无所遗。以病在上焦，不欲以重浊之药重伤其下也"，《金匮要略论注》记载："此治肺痈之阳剂也。盖咳而有微热，是在阳分也；烦满，则挟湿矣；至胸中甲错，是内之形体为病，故甲错独见于胸中，乃胸上之气血两病也。故以苇茎之轻浮而甘寒者，解阳分之气热；桃仁泻血分之结热；薏苡下肺中之湿；瓜瓣清结热而吐其败浊，所谓在上者越之耳"。患者以苇茎汤加减，恐桃仁活血有加重出血之虞，以润肺降气的杏仁易之，并加用凉血止血的仙鹤草、白茅根、生地黄治疗月余，咳血消失，诸症减轻。

临床体会：肺癌是最常见的恶性肿瘤，并且是首位的癌症死亡原因，咯血是肺癌最常见的致死性并发症之一，临床常见血丝痰、咯少量鲜血，甚则大咯血，常反复出现，甚至贯穿整个病程。现代医学研究发现肺癌咳血的发生机制是肿瘤引起的继发感染或癌细胞释放的代谢产物，损害微血管或使微血管壁通透性增加，血液红细胞进入肺泡而引起；或者是肿瘤对肺部血管的直接侵蚀，血管壁破裂而引起。肺癌咯血目前内科主要采用药物治疗，但效果不佳；外科主要采用手术抢救，适用范围较窄，而且创伤较大，病死率较高；介入治疗是通过栓塞咯血的责任血管而止血。此患者肺癌咯血，为痰热互结、热伤血络所致，故去方中活血之桃仁，加入生地、白茅根、茜草等凉血止血之品，因患者咳痰较重，又有肿瘤病史，故佐以宣肺止咳、化痰散结之品标本兼治，调治月余，咯血消失。中药治疗出血多适用于慢性少量出血，较西药止血更安全，且无毒副作用，对于肿瘤引起的出血要结合辨证论治，选用对证的方剂进行治疗，对急性大出血，还须中西医结合治疗。

第四章
术后并发症治疗验案

第一节 腹泻

乌梅丸化裁治疗直肠癌术后腹泻案

辛红波，男，43岁，直肠癌术后腹泻。

现病史： 患者2019年2月14日结肠镜活检病理示：直肠腺癌。2019年2月16日腹部CT示：直肠壁增厚，增强扫描可见不均匀强化，盆腔多发肿大淋巴结，较大短径11mm，考虑恶性。2019年2月19日MRI示：直肠肿物，大小为4.9cm×3.7cm×2.9cm，在T2WI图像表现为中等信号的显著实性病灶，符合直肠癌表现。患者术前卡培他滨联合奥沙利铂方案新辅助化疗2周期，新辅助放疗25次。2019年5月15日患者于全麻下行腹腔镜下直肠癌Dixon+横结肠双腔造瘘术。术后口服卡培他滨单药辅助化疗，2019年11月辅助化疗结束。

初诊：2020年8月11日

现在症： 大便频数，每日7~8次，量少质稀，夜间尤甚，口周红疹，舌红苔白，脉弦数。

辨证： 肝脾不调，上热下寒。

治法：缓肝和中，清上温下。

方药：乌梅丸加减。

乌梅20g，炮附子6g（颗粒），黄连6g，诃子10g，细辛3g，川椒10g，当归10g，肉桂10g，黄柏6g，炒白术15g，党参10g，干姜10g，炙甘草10g。

7剂，水煎服，日1剂，分早晚2次温服，水煎剂冲服颗粒剂。

复诊：2020年8月26日

患者上方服用2周，大便次数减少。

刻下症：大便稍频，一日3~4次，舌红苔白微厚，脉弦。

方药：上方乌梅改为30g，加苍术15g、补骨脂10g、车前子15g。

7剂，水煎服，日1剂，分早晚2次温服。

患者上方辨证加减治疗月余，大便明显好转，每日1~2次。其后继续服用中药预防直肠癌复发和转移，如今患者身体状况良好。

按语：直肠癌术后腹泻在中医上可归为"泄泻"范畴，大肠包括结肠和直肠，是机体对食物糟粕中的多余水液进行吸收，并排出糟粕的脏器。大肠为六腑之一，为"监仓之官""传化之腑"，与肺相合，具传化物而不藏的生理特性，其居于腹中，传上导下，是脏腑气机升降出入的重要环节。《素问·灵兰秘典论》言："大肠者，传道之官，变化出焉"，《灵枢·本输》云："大肠者，传道之腑"，高度概括出大肠的作用为"传道和变化"。何谓传道和变化？王冰于《重广补注黄帝内经素问》中云："传道为传不洁之道，变化谓变化物之形"，所谓"传不洁之道"，即传送糟粕的道路，"变化物之形"即改变物体的形态。清代高世栻在《素问直解》进一步解释道："食化而变粪，故变化而由之出"，明确了大肠的"变化"功能就是将饮食糟粕转化为粪便。饮食水谷经过胃的受纳腐熟、脾的运化、小肠的分清泌浊形成糟粕，到达大肠，大肠通过其"变化"功能对饮食物糟粕中的多余水液进一步吸收，最终通过其"传导"功能将糟粕排出体外。故大肠受损或功能失调，便会出现"传导和变化"功能的失常，或传导不及、肠腑不通而发为便秘，或传导太过、燥化不及而发为腹泻。中医学认为腹泻常常是因外邪或饮食、情志内伤引起肠腑传化失司所致，常见病机有脾虚湿盛、肝气犯脾、湿热下注、脾肾阳虚等，相应地选用健脾化湿、疏肝和脾、清利湿热、温补脾肾等治法。综合辨证，此患者证属"肝脾不调、上热下寒"，以"缓肝和中、清上温下"立法，选用乌梅丸进行加减治疗。乌梅丸出自《伤寒论·辨厥阴病脉证并治》，书中记载："蛔厥者，乌梅丸主之。又主久利"，明确指出乌梅丸主治久利，从其组成以及原文描述来看，乌梅丸主要适用于肝脾不调、寒热错杂所致的腹泻。方中重用乌梅，其味酸涩入肝，具有柔肝缓急、收涩止泻之功，细辛、干姜、桂枝、附子、川椒温补脾肾，黄连、黄柏苦寒之品以清肝泻热，人参、当归补气养血，以顾正气之不足。全方合用，具有疏肝和脾、寒热并治之功。患者以此方进行加减治疗月余，大便恢复如常。

临床体会： 直肠癌是发生于消化系统的恶性肿瘤，手术是其主要的治疗措施，但直肠癌术后容易出现腹泻的并发症。造成术后腹泻的原因有很多，手术切除部分肠段之后，肠道功能也会受到影响，水分重吸收和粪便储存功能的不足会导致腹泻的发生；手术操作会损伤肛门括约肌和盆底神经，从而会影响正常排便，出现腹泻症状；直肠癌术后也会影响肠内菌群平衡，也会引起腹泻。腹泻不仅会导致患者水电解质紊乱，也会影响患者的生活质量和精神状态，所以提高直肠癌术后患者的生活质量在综合治疗中显得尤为重要。西医常选用抗生素、肠蠕动抑制剂、微生物制剂等治疗，但疗效有限，病情易反复。《时方妙用》云："久泻诸药不效，有脏热肠寒、脏寒肠热之辨"，直肠癌术后患者往往由于手术耗伤正气，气血津液受损，加之平素寒热偏盛，易致阴虚或阳虚体质，加之手术损伤肠腑，影响肝气疏泄，从而常常容易出现"肝脾不调、寒热错杂"型腹泻，治疗上应以"疏肝和脾、温清并用"为法，若纯以温补而易助邪热，纯以清热则耗伤中阳，故常选用乌梅丸进行治疗。

参苓白术散化裁治疗胃癌术后腹泻案

陈锁柱，男，57岁，胃癌 IA 期。

现病史： 患者于2020年10月21日于全身麻醉下行腹腔镜下胃癌根治术（远端胃大部分切除，毕 Ⅱ 吻合，布朗吻合）。术后病理：高级别上皮内瘤变，局部癌变，部分为印戒细胞癌，部分为高–中分化腺癌，癌组织大部分局限在黏膜内，小灶性侵犯黏膜肌层，淋巴结未见转移。免疫组化示：KI67（90%）。

初诊： 2020年11月23日

刻下症： 纳差、肠鸣、便溏、4~5次/日，伴有呕逆。舌淡苔白腻，脉沉缓。

辨证： 脾虚失运，湿邪阻滞

治法： 益气健脾，渗湿止泻

方药： 参苓白术散加减

人参10g，清半夏10g，焦神曲6g，茯苓30g，炒白扁豆10g，藿香10g，炒白术15g，砂仁10g（后下），炙甘草6g，山药30g

7剂，水煎服，日1剂，分早晚2次温服

二诊：2020年11月30日

患者排便次数稍有减少，2~3次/日，肠鸣缓解，呕逆消失，舌脉同前。遂嘱患者原方继服7剂。

复诊：2020年12月7日

患者大便次数1~2次/日，且大便成形，基本正常。肠鸣消失，纳可，饮食量较前增加。

刻下症： 小腹有下坠感，胃胀。舌淡苔白，脉弦细。

上方加山慈菇6g、郁金10g、枳壳10g、紫苏梗10g

健脾益气，渗湿止泻立法，以参苓白术散随证加减治疗1月余，患者腹泻消失，大便正常，饮食量增加，体力大增，病情稳定，精神状态佳。

按语： 本患者病变部位在胃。胃癌根治术后，损伤脾胃功能，导致脾胃运化、和降功能失司。脾功能受损，不能运化水湿，使得水湿之邪下注于大肠，引起肠鸣、便溏。"腑气以降为顺，以通为用"。胃和降功能受损，导致患者呕逆，结合其白腻苔，缓脉之征，辨本患者为"脾虚湿胜，胃失和降"，遂以参苓白术散加减治疗。参苓白术散出自《太平惠民和剂局方》其主治"脾胃虚弱，饮食不进，多困少力，中满痞噎，心悸气喘，呕吐泄泻及伤寒咳嗽，此药中和不热，久服养气育神，醒脾悦色，顺正辟邪"。吴昆《医方考》所云："脾胃虚弱，不思饮食者，此方主也。脾胃者，土也。土为万物之母，诸脏腑百骸受气于脾胃而后能强。若脾胃一亏，则众体皆无以受气，日见羸弱矣。故治杂症者，宜以脾胃为主。然脾胃甘而恶苦，喜香而恶秽，喜燥而恶湿，喜利而恶滞。是方也，人参、白扁豆、甘草，味之甘也；白术、茯苓、山药、莲子肉、薏苡仁，甘而微燥也，砂仁辛香而燥，可以开胃行脾，桔梗甘而微苦，甘则性缓，故为诸药之舟楫，苦则喜降，则能通天气于地道矣"。汪昂在《医方注解》曰："此足太阴阳明药也，治脾胃者，补其虚，除其湿，行其滞，调其气而已"。本方以调脾胃为主要功效，该患者服用半月后腹泻明显减轻，饮食量增多。后患者复诊伴有胃胀，遂加郁金、枳壳、紫苏梗发挥宽中行气之功。

第二节　梗阻

大柴胡汤化裁治疗结肠癌术后便秘案

王跃勇，男，61岁，乙状结肠癌术后便秘。

现病史： 患者于2020年11月行乙状结肠癌根治术，术后病理示：乙状结肠溃疡型肿物约2.8cm×2cm×1.2cm，乙状结肠中分化腺癌，肿瘤侵及浆膜下层，未见明确血管癌栓和神经浸润，淋巴结无转移癌。免疫组化示：CK（+），P53（+），Desmin（显示断裂的肌层），Her-2（1+），Ki67（约80%+），MSH2（+），MSH6（+），PMS2（+），MLH1（+），EVG（-），EVG+HE（-）。术后病理分期：pT3N0M0，术后未行其他辅助治疗，规律复查正常。

初诊： 2021年12月14日

刻下症： 大便5日未行，食欲不振，纳少，腹胀，头晕，寐差，口苦，舌红苔白，脉弦硬。

辨证： 少阳不和，热结肠腑。

治法： 和解少阳，内泻热结。

处方： 大柴胡汤加减。

柴胡10g，黄芩10g，半夏10g，枳实20g，白芍15g，生甘草6g，厚朴15g，炒杏仁10g，炒莱菔子30g，陈皮10g，焦神曲10g，焦麦芽10g，焦山楂10g，大黄3g（后下）。

7剂，水煎服，日1剂，分早晚2次温服。

二诊：2021年12月21日

患者服药1剂，大便即通，腹胀缓解。连服7剂后诸症减轻。

刻下症： 寐差易醒，舌暗红苔白，脉弦硬。

方药： 上方去大黄、黄芩，加茯苓30g、合欢皮15g、浮小麦30g、黄连6g。

7剂，水煎服，日1剂，分早晚2次温服。

患者上方辨证加减治疗月余，大便恢复如常，睡眠好转。其后继续服用中药预防乙状结肠癌术后复发转移至今，规律复查正常，生活状态良好。

按语： 结肠癌术后便秘属于中医学"便秘"的范畴，《素问·灵兰秘典论篇》记载："大肠者，传导之官，变化出焉"，王冰于《重广补注黄帝内经素问》中记载："传道为传不洁之道，变化谓变化物之形"，清代高世栻在《素问直解》进一步解释道："食化而变粪，故变化而由之出"，明确了大肠通过其"变化"功能对饮食物糟粕中的多余水液进一步吸收，最终通过其"传导"功能将糟粕排出体外。故大肠受损或功能失调，便会出现"传导和变化"功能的失常，传导不及，肠腑不通则可发为便秘。因此，便秘的直接部位在大肠，其基本病机为大肠传导失司。中医认为便秘多由外感邪气、饮食情志内伤或年高体虚所致。六腑以通为用，胃肠以通降为顺，邪结肠腑，或气血阴阳不足，失于濡养，肠道传送无力，糟粕内停，则可发为便秘。便秘病位主要在大肠，涉及脾、胃、肺、肝、肾等多个脏腑。胃与肠相连，胃热炽盛，下传大肠，燔灼津液，大肠热盛，燥屎内结，可成便秘；肺与大肠相表里，肺之燥热下移大肠，则大肠传导功能失常，而成便秘；肝主疏泄，调畅气机，若肝气郁滞，则气滞不行，腑气不能畅通而为便秘；肾主五液而司二便，若肾阴不足，则肠道失润，若肾阳不足，则大肠失于温煦而传送无力，则大便不通。便秘的病性包括虚实两个方面，热秘、气秘、冷秘属实，气血阴阳亏虚所致者属虚。《景岳全书》记载："阳结者邪有余，宜攻宜泻者也；阴结者正不足，宜补宜滋者也。知斯二者即知秘结之纲领矣"。便秘的治疗当以"通下"为主，以恢复大肠的传导功能，保持大便通畅为原则，但决不可单纯使用泻下药，应针对不同的病因采取相应的治法。具体当辨虚实而治，实证邪滞大肠，大肠传导失司，以祛邪为主，分别施以泻热、温通、理气之法，辅以导滞之品；虚证肠道失于濡润，传送无力，治以养正为先，用益气、养血、滋阴、温阳之法。此患者结肠癌术后出现大便排泄不畅，为手术损伤肠腑所致，综合辨证，此患者证属"少阳不和、热结肠腑"，治宜"和解少阳、内泻热结"，选方大柴胡汤加减进行治疗。大柴胡汤出自《伤寒论·少阳病篇》，书中记载："伤寒发热，汗出不解，心中痞硬，呕吐而下利者，大柴胡汤主之"，此方具有和解少阳、内泻热结之功效，主治少阳阳明合病，临床可见往来寒热、胸胁苦满、呕不止、郁郁微烦、心下痞硬或心下满痛、大便不解或协热下利、舌苔黄、脉弦数有力。《金匮要略·腹满寒疝宿食病脉证并治》记载："按之心下满痛者，此为实也，当下之，宜大柴胡汤"，吴谦在《医宗金鉴·删补名医方论》中记载："柴胡证在，又复有里，故立少阳两解法也。以小柴胡汤加枳实、芍药者，仍解其外以和其内也。去参、草者，以里不虚。少加大黄，以泻结热。倍生姜者，因呕不止也。斯方也，柴胡得生姜之倍，解半表之功捷。枳、芍得大黄之少，攻半里之效徐，虽云下之，亦下中之和剂也"。本证多由病邪已入阳明，化热成实所致，往来寒热、胸胁苦满，表明病变部位仍未离少阳；呕不止与郁郁微烦，则较小柴胡汤证之心烦喜呕为重，再与心下痞硬或满痛、便秘或下利、舌苔黄、脉弦数有力等合参，说明病邪已进入阳明，有化热成实的热结之象。方中重用柴胡为君药，配臣药黄芩和解清热，以除少阳之邪；轻用大黄配枳实以内泻阳明热结，行气消痞，亦为臣药。芍药柔肝缓急止痛，与大黄相配可治腹中实痛，与枳实相伍可以理气和血，以除心下满痛；半夏和胃降逆，配伍大量生姜，以治呕逆不止，共为佐药。大枣与生姜相配，能和营卫而行津液，并调和脾胃，功兼佐使。患者服药1剂，大便即通，腹胀缓解，连服7剂后诸症减轻。上方辨证加减治疗月余，大便恢复如常，睡眠好转。

临床体会： 结肠癌是临床常见的消化系统恶性肿瘤，手术是目前治疗结肠癌的有效手段，手术不仅会导致腹泻的并发症，亦可致便秘，这些常常是因为手术损伤机体，导致"肝失疏泄"所致，故治疗上应注重"疏肝理气"，结合患者的寒热属性，选用合适的方剂进行治疗，才有助于患者大便功能的恢复。此患者为乙状结肠癌术后大便不通。手术切除部分肠段，大肠的"传导"

功能受到影响。"肝主疏泄","木能疏土",综合患者便秘、腹胀、口苦、脉弦、舌红等"少阳不和、热结肠腑"的临床表现,治宜"和解少阳、内泻热结",故以大柴胡汤加减治疗,效果明显。患者苦于"便秘"多日,嘱患者大便得通后停用大黄,以防泄下太过伤津耗气,续以疏肝理气,气机调畅,大肠传导功能如常,困扰患者多日的便秘彻底消除。

第三节　咳嗽

旋覆代赭汤合二陈汤、半夏厚朴汤化裁治疗肺癌术后咳嗽案

曹香菊,女,58岁,肺癌术后咳嗽。

现病史: 患者于2021年7月2日行右肺下叶切除术,术后病理示:肿瘤大小约3.5cm×2.3cm×1.8cm,肺浸润性腺癌,未见明确脉管瘤栓,可见脏层胸膜受侵。术后病理分期:pT2N0M0,术后未行其他抗肿瘤辅助治疗。患者术后咳嗽不断,严重影响正常生活,故求治于中医。

初诊: 2021年7月27日

刻下症: 咳嗽,有气上攻,白黏痰量多,气短,活动后尤甚,便溏,寐差,舌紫暗苔白厚,脉细数。

辨证: 痰湿蕴阻,肺气上逆。

治法: 燥湿化痰,降逆止咳。

处方: 旋覆代赭汤合二陈汤、半夏厚朴汤加减。

旋覆花10g(布包),代赭石15g(布包),人参10g,干姜10g,

茯苓30g，清半夏10g，厚朴10g，苏子15g，陈皮10g，紫菀10g，款冬花10g，炙甘草6g，枇杷叶10g，肉桂10g。

7剂，水煎服，日1剂，分早晚2次温服。

二诊：2021年8月10日

患者上方服用2周，咳嗽、咳痰减轻。

刻下症： 稍有咳嗽，白痰量少，背痛，舌淡，苔白微腻，脉细弱。

处方： 上方加郁金10g、桔梗10g、枳壳6g、当归10g。

7剂，水煎服，日1剂，分早晚2次温服。

患者上方辨证加减治疗月余，咳嗽、咳痰消失，余症缓解。

按语： 肺癌术后咳嗽属于中医学"咳嗽"的范畴，早在《黄帝内经》就列有咳嗽专论，《素问·咳论》曰："皮毛者，肺之合也。皮毛先受邪气，邪气以从其合也。其寒饮食入胃，从肺脉上至于肺则肺寒，肺寒则外内合邪，因而客之，则为肺咳"，又谓："五脏六腑皆令人咳，非独肺也"，说明外邪犯肺和其他脏腑功能失调、内邪干肺均可导致咳嗽，咳嗽不只限于肺，也不离乎肺。《景岳全书·咳嗽》指出："以余观之，则咳嗽之要，止唯二证，何为二证？一曰外感，一曰内伤，而尽之矣"，张景岳执简驭繁，将咳嗽分为外感和内伤两大类。咳嗽的病因有外感和内伤两类，外感咳嗽因六淫外邪侵袭肺系，内伤咳嗽因脏腑功能失调，均可引起肺失宣肃，肺气上逆，而致咳嗽。咳嗽的治疗应分清邪正虚实，外感咳嗽，多为实证，应祛邪利肺，按病邪性质分风寒、风热、风燥论治。内伤咳嗽，多属邪实正虚，邪实为主者，治以祛邪止咳；正虚为主者，治以扶正补虚；虚实类杂者，按虚实的主次酌情兼顾。综合辨证，此患者因肺癌术后，损伤肺气，影响肺之肃降功能，致肺气上逆而咳嗽、咳痰，证属"痰湿蕴阻、肺气上逆",故以"燥湿化痰、降逆止咳"立法,以旋覆代赭汤合二陈汤、半夏厚朴汤加减进行治疗。旋覆代赭汤出自《伤寒论》,具有降逆化痰、益气和胃之功效,主治胃虚气逆痰阻证,症见心下痞硬,噫气不除,或见纳差、呃逆、恶心,甚或呕吐,舌苔白腻,脉缓或滑。《伤寒论·辨太阳病脉证并治》:"伤寒发汗,若吐若下,解后心下痞硬,噫气不除者,旋覆代赭汤主之"。《金镜内台方议》记载:"汗吐下后,大邪虽解,胃气已弱而未和,虚气上逆,故心下痞硬,而噫气不除者。与旋覆花下气除痰为君,以代赭石为臣,而镇其虚气;以生姜、半夏之辛,而散逆气,除痞散硬为佐;人参、大枣、甘草之甘,而调缓其中,以补胃气而除噫也"。二陈汤出自《太平惠民和剂局方》,具有燥湿化痰、理气和中之功效。临床主治痰湿证,症见咳嗽痰多,色白易咯,恶心呕吐,胸膈痞闷,肢体困重,或头眩心悸,舌苔白滑或腻,脉滑。《太平惠民和剂局方》记载本方"治痰饮为患,或呕吐恶心,或头眩心悸,或中脘不快,或发为寒热,或因食生冷,脾胃不和"。《丹溪心法附余》曰"此方半夏豁痰燥湿,橘红消痰利气,茯苓降气渗湿,甘草补脾和中。盖补脾则不生湿,燥湿渗湿则不生痰,利气降气则痰消解,可谓体用兼赅,标本两尽之药也。令人但见半夏性燥,便以他药代之,殊失立方之旨"。半夏厚朴汤出自《金匮要略》,具有行气散结、降逆化痰之功效,主治梅核气,症见咽中如有物阻,咯吐不出,吞咽不下,胸膈满闷,或咳或呕,舌苔白润或白滑,脉弦缓或弦滑。《金匮要略》记载:"妇人咽中如有炙脔,半夏厚朴汤主之"。《医宗金鉴·订正金匮要略注》记载:"咽中如有炙脔,谓咽中有痰涎,如同炙肉,咯之不出,咽之不下者,即今之梅核气病也。此病得于七情郁气,凝涎而生。故用半夏、厚朴、生姜，辛以散结，苦以降逆；茯苓佐半夏，以利饮行涎；紫苏芳香，以宣通郁气，俾气舒涎去，病自愈矣。此证男子亦有，不独妇人也"。患者以此方辨证加减治疗月余，咳嗽、咳痰消失，余症缓解。

临床体会：咳嗽是肺癌术后常见的并发症，患者术后咳嗽常常久不缓解，严重影响患者的正常生活和工作。此咳嗽多因肺癌手术损伤患者肺气所致，"肺主行水"，肺气受损，不能布达津液，易致痰湿阻滞肺腑或其他脏器而产生相应的临床表现。中医对于咳嗽的治疗具有一定优势，此患者"痰湿蕴阻、肺气上逆"的表现明显，故以"燥湿化痰、降逆止咳"立法治疗，选方旋覆代赭汤合二陈汤、半夏厚朴汤加减。旋覆代赭汤原方虽为治疗胃虚痰阻气逆而致的噫气不除而设，但其基本功效为"益气降逆化痰"，方中旋覆花、代赭石不仅能化痰降胃气，亦能降肺气，人参不仅能益胃气，亦能补肺气，非常切合"肺虚痰阻气逆"而咳的病机。在此方的基础上合用同样具有"化痰降逆"功效的二陈汤、半夏厚朴汤治疗，收到了良好的效果。

第四节　上肢水肿

身痛逐瘀汤化裁治疗乳腺癌术后上肢水肿案

患者吴某某，女，46岁，右乳癌术后化疗后。

现病史：患者于2019年7月9日在全麻下行右乳癌保乳术＋前哨淋巴结活检术。术中病理示：乳腺浸润性癌，上缘：乳腺浸润性癌，底缘：乳腺纤维增生组织可见异性细胞，考虑浸润性癌；乳头侧缘：灶性乳腺导管上皮异型增生。内缘（–）、外缘（–）。前哨淋巴结1/5转移。随后改行右乳癌改良根治术。术后病理示：右乳乳腺原切口处未见残余癌。底缘（–），乳头（–）。淋巴结：腋窝组织：0/1，腋窝淋巴结：0/10，胸大肌浅层淋巴结：0/1转移。免疫组化：ER（90%）、PR（80%）、EGFR（0%）、HER2（0）、KI–67（阳性细胞数20%）、PD–L1（0%）。予以患者AC化疗方案（环磷酰胺＋多柔比星）4次，后又口服托瑞米芬治疗至今。

初诊：2019年8月14日

刻下症：患者右侧上肢水肿伴有肩关节、肘关节活动受限，患侧上肢皮肤绷紧、疼痛、寐差、乏力。舌红苔白，脉弦细。

辨证：气血阻滞，水瘀互结

治法：理气活血，化瘀利水

方药：身痛逐瘀汤加减

秦艽15g，醋香附10g，牛膝10g，桑枝10g，当归10g，红花6g，地龙6g，合欢皮10g，茯苓30g，益母草10g，羌活10g，浮小麦30g，薏苡仁30g，炙甘草6g，桃仁10g，太子参15g

7剂，水煎服，日1剂，分早晚2次温服

同时患者配合外治疗法：选取患者右上肢肩贞、孔最、手三里、阿是穴进行刺络拔罐治疗。

二诊：2019年8月21日

患侧上肢肿胀稍有减轻，余症未见明显变化，舌脉同前，遂嘱患者上方继续服用7剂，并同时配合中医外治。

复诊：2019年8月28日

患者右上肢肿胀减轻

刻下症：寐差、伴有烦躁、潮热、汗出。舌红苔白，脉沉数。

辨证：肝血不足，虚热内扰

治法：养血安神，清热除烦

方药：酸枣仁汤加减

炒枣仁15g，生地30g，浮小麦30g，川芎10g，柏子仁10g，白芍10g，知母10g，地骨皮10g，丹参10g，甘草10g，清半夏10g

7剂，水煎服，日1剂，分早晚2次温服

患者以上方辨证加减治疗1月余，寐差、烦躁、汗出症状大有缓解。遂继以理气活血，化瘀利水立法，采用身痛逐瘀汤为主方随证加减并合用外治法治疗患侧上肢水肿，治疗2月余，患侧上肢肿胀逐渐减轻，病人病情稳定。

按语："身痛逐瘀汤"出自清代著名医家王清任的《医林改错》，其所创五大逐瘀汤各有侧重。王氏曰："凡肩痛、臂痛、腰痛、腿痛或周身疼痛，总名曰痹证"。身痛逐瘀汤即是王清任为痹证所立之方。

乳腺癌术后上肢水肿，根据临床特征可归属于"痹证"的范畴。乳腺癌术后患者因手术受损，导致经络不通，血行不畅；或者术后体内出血，离经之血未能排散，瘀血内停。且"血不利则为水"，水液输布失常，湿邪黏腻阻滞于经络。气血阻滞，瘀血互结导致术后上肢的水肿。依据"法随证立，方从法出"原则，以行气活血化瘀利水为治疗大法，选用身痛逐瘀汤加减内服。"凡治病，必先去其血"，病在血络是刺络拔罐的主要作用依据，同时配合中医外治，选取患者右上肢肩贞、孔最、手三里、阿是穴或皮肤有硬结肿胀最明显的阳性结节点进行刺络拔罐治疗。

患者服用半月后，上肢肿胀减轻，治疗初期颇见疗效。复诊患者寐差、烦躁、潮热。以酸枣仁汤加减治疗，其出自《金匮要略》，原文曰："虚劳虚烦不得眠，酸枣仁汤主之"。在《古今名医方论中》赞此方为"治虚劳肝极之神方也"。方中的酸枣仁始载于《神农本草经》，被列为上品；《名医别录》中也记载"酸枣仁，补中、益肝气、坚筋骨、助阴气、能令人肥健"。患者术后化疗，损伤人体正气，导致阴血不足，以致虚热内扰，遂以酸枣仁汤为主方，配用生地、丹参、浮小麦、地骨皮等养阴清热，安神除烦之品，共奏其效。服用1月后，诸症大有缓解。继以身痛逐瘀汤为主方随证加减并合用外治法治疗患侧上肢水肿。

临床体会：乳腺癌在我国女性人群中，其发病率位于恶性肿瘤第一位，目前手术治疗仍是乳腺癌早期的主要治疗方式，可以使患者的治愈率得到很大的提高。但是乳腺癌根治术后的患者，由于多系腋下及上臂内侧淋巴管被切断，淋巴循环失常，导致患者出现术后患侧上肢肿胀的情况并不少见，并且西医对此治疗方法多不理想。

笔者根据其多年的临床经验，在内外合治乳腺癌术后上肢水肿中取得不错的疗效，并申请了加味身痛逐瘀汤配合刺血拔罐在乳腺癌术后上肢水肿中的应用的课题（课题编号：2017072）。研究结果显示：加味身痛逐瘀汤配合刺血拔罐治疗乳腺癌术后上肢肿，能更有效减轻水肿；能明显缓解病人肢体疼痛；有效率优于对照组。

对于乳腺癌术后上肢水肿治疗，虽不能尽愈其疾，但是患者肿胀减轻，优于西医的处理办法。充分发挥了中医综合治疗在处理肿瘤术后副作用的优势。

第五节　发热

补中益气汤化裁治疗胃癌术后发热案

患者赵群，男，51岁，胃癌（Pt1Bn0m0）IA分期术后。

现病史： 2020年1月27日，行胃窦癌前病变ESD术，术后病理示：腺癌二级，侵犯黏膜下层。2021年2月1日行根治性远端胃大部切除+毕Ⅱ式布朗式吻合术。2021年3月4日CT示：盆腔少许积液；腹膜稍增厚；肝多发小囊肿；考虑肾多发囊肿。6月10日：甲胎蛋白：8.88μg/l；6月12日：超声，肝囊肿；胆囊壁稍高回声突起（息肉？）；胆囊壁点状强回声（考虑胆固醇结晶）。6月21日：CT示，右肺中下叶支气管扩张；右肺条索影；双肺多发肺大疱。

初诊：2021年6月24日

刻下症： 发热5日，最高体温39℃，输抗生素治疗效果不佳。伴气短、胸闷、纳差、便溏。舌淡红苔白，脉细弱。

辨证： 中气亏虚，阴火上扰

治法： 益气健脾，甘温除热

方药： 补中益气汤加减

人参6g，陈皮10g，黄柏10g，炒白术15g，升麻6g，太子参10g，生黄芪15g，柴胡10g，羌活6g，当归10g，炙甘草10g

7剂，水煎服，日1剂，分早晚2次温服

二诊：2021年7月1日

患者服用5天后，发热退、气短、胸闷好转。

刻下症：腹泻4~5次/日，水样便伴有纳差，舌淡苔白，脉沉缓。

辨证：脾阳亏虚，湿邪内盛

治法：健脾温阳，渗湿止泻

方药：补中益气汤加味

人参10g，黄芪30g，肉桂10g，炙甘草10g，升麻6g，焦神曲6g，炒白术10g，柴胡6g，茯苓30g，陈皮10g，藿香15g

患者以上方辨证加减治疗1月余，其腹泻症状好转，大便成形且排便次数减少至1~2次/日。补中益气汤以健脾益气为主，一诊取其健脾益气之效，甘温除热，以治疗因阴火上扰所致发热之症；二诊发热退，取其健脾益气之效，治疗因脾虚湿盛导致的腹泻之症。遂以温阳健脾，化湿和胃，渗湿止泻立法，方用补中益气汤、六君子汤、理中丸等随证加减治疗至今。患者病情稳定，饮食大有好转，体重上升，大便基本正常。

按语：应用补中益气汤以"甘温除热"法来治疗因虚而身大热。早在《黄帝内经》中提到："劳者温之，损者益之"。在《金匮要略》中有小建中汤治疗虚劳烦热，"虚劳里急，悸，衄，腹中痛，梦失精，四肢酸痛，手足烦热，咽干口燥，小建中汤主之"。金元时期李东垣受其启发创补中益气汤，其为"甘温除热"的代表方剂。李东垣认为元气需要后天脾胃之气滋养，脾胃内伤，元气虚衰，则变生百病。"阴火"学说乃是由李东垣所创，其所云："火与元气不两立，一胜则一负"，二者相互制约，脾胃为后天之本，脾胃一虚则元气不足，阴火无所制故而亢盛。后世医家龚廷贤认为"气虚发热"是因为脾胃虚弱，阴血不足所致。其在《寿世保元》中曰："饮食劳倦伤脾，则不能生血，故血虚则发热，热则气耗血散"。著名老中医岳美中认为"阴火者，邪火也，脾胃元气内伤不足，清气下陷，逼下焦相火乘位。火不安其位而为害即为壮火，亦称为贼火"。本病变在胃，其术后损伤脾胃之气，以发热、气短、胸闷、纳差、便溏、舌淡、脉细弱为证候特点。是由于脾胃气虚元气不足，不能敛降阴火，阴火上冲而导致发热，以"甘温除热"法治疗，遂以补中益气汤治疗其发热，并加用黄柏以除热。

三仁汤化裁治疗胃癌术后发热案

患者张学敏，女，49岁，胃癌术后。

现病史： 患者于2021年5月28日行全机器人下根治术远端胃大部分切除术＋毕Ⅱ式吻合＋brauns吻合术。术后病理示：部分胃切除标本，胃大弯14cm、胃小弯8cm，距离上残4cm、下残8cm，胃体窦交界大弯侧，临床系线处可见1.5cm×1.5cm的粗糙区，切面灰白质地脆。免疫组化：AE1/AE3（＋）。黏膜内印戒细胞癌，临床上、下残（－）。淋巴结：0转移。

初诊：2021年6月8日

刻下症： 发热，体温大致在37.5℃~38.5℃、午后发热甚，伴有恶心、大便不调、口干苦。舌红苔腻，脉濡数。

辨证： 湿邪困脾，蕴而化热

治法： 健脾化湿，清利湿热

方药： 三仁汤加减

炒杏仁10g，滑石粉10g（布包），白茅根20g，藿香15g，炒薏苡仁30g，清半夏10g，连翘10g，茯苓30g，白豆蔻10g，茵陈

10g，通草6g，甘草6g，芦根20g，竹茹10g

7剂，水煎服，日1剂，分早晚2次温服

二诊： 2021年6月15日

患者体温正常，大致36.3~37℃左右，恶心症状消失。

刻下症： 纳差、口苦、呃逆，大便黏腻。舌淡、苔白腻，脉濡数。

辨证： 脾失健运，湿浊内生

治法： 芳香化浊，健脾燥湿

方药： 藿朴夏苓汤加减

藿香20g，竹叶10g，白茅根15g，通草10g，厚朴6g，甘草6g，芦根20，茯苓30g，炒杏仁10g，滑石粉15g（布包），茵陈10g，黄芩10g，炒薏苡仁30g，清半夏10g，白豆蔻10g，连翘10g。

患者以上方辨证加减半月余，口苦、呃逆消失。饮食好转，大便基本正常。舌淡苔白微腻，脉濡缓。遂继以健脾化湿，益气和胃立法。以三仁汤、藿朴夏苓汤、六君子汤等随证加减至今，患者病情稳定，生活状况良好。

按语： 三仁汤出自于吴鞠通的《温病条辨·上焦篇》，原文曰"头痛恶寒，身重疼痛，舌白不渴，脉弦细而濡，面色淡黄，胸闷不饥，午后身热，状若阴虚，病难速已，名曰湿温。汗之则神昏耳聋，甚则目瞑不欲言，下之则洞泄，润之则病深不解。长夏、深秋、冬日同法，三仁汤主之"。本方具有宣畅气机，清热利湿的功效，其特点是"宣上畅中渗下"。秦伯未在《谦斋医学讲稿》中指出："三仁汤为湿温证的通用方，它的配合，用杏仁辛宣肺气，以开其上；蔻仁，厚朴，半夏苦辛温通，以降其中；薏苡仁，通草，滑石淡渗湿热，以利其下。虽然三焦兼顾，其实偏重中焦"。本患者有胃大部分切除病史，结合恶心、大便不调、苔腻、脉濡的症状和体征，考虑患者因胃切除手术后，引发脾胃功能失司，脾失运化，胃失和降，湿热内阻而致内伤发热。原文中记载"午后身热，状若阴虚，病难速已"。因湿邪黏腻，同热相交，"如油裹面"，故而病情缠绵难愈。遂以三仁汤为基础方祛除湿热。后患者服用7剂后，体温正常，但仍有纳差、口苦、大便黏腻等一派湿邪之症，考虑还是同胃术后病史有关，以藿朴夏苓汤加减治疗。藿朴夏苓汤出自清代石寿棠的《医原》，其以芳香化湿、苦温燥湿、淡渗利湿治湿三法为一方，以助脾运化水湿之功，不为湿邪所困，恢复正常的脾胃功能，后诸症自除，病情稳定。

临床体会：此上两个病例均是胃癌术后发热。前者患者见脾胃亏虚诸症，由于中气亏虚，阴火上冲引起发热，应用"补中益气汤"的"甘温除热"法来治疗胃癌术后发热。后者患者胃大部分切除术病史，结合患者恶心、大便不调、腻苔、濡脉的症状和体征，推断患者因胃切除手术，引发脾胃功能失司，脾失运化，胃失和降，湿热内阻而致的内伤发热，遂以三仁汤为基础方，宣畅气机，祛除湿热，恢复脾胃正常运化功能。虽然两位患者病变都在胃，但是因病机不同引起的内伤发热，故采用不同的治疗法则，体现了"同病异治"的中医思想。

甘露消毒丹化裁治疗宫颈癌术后发热案

患者周某，女，47岁，宫颈鳞状细胞癌，行子宫、附件盆腔淋巴结清扫术后。

现病史：患者周某于2009年6月22日在河北医科大学某医院

行子宫、附件盆腔淋巴结清扫术。术后病理：宫颈鳞状细胞癌，左盆腔淋巴结1/7，右盆腔淋巴结0/6，病理分期Ⅱ期。查B超示：巨大包裹性积液。考虑淋巴囊肿，给予头孢、喹诺酮、甲硝唑等治疗，但发热不退，遂请中医科会诊。

初诊：2009年7月2日

刻下症： 身热、午后加重、恶心吐涎、口淡黏腻、腹胀纳呆、下肢困重、右下肢肿胀、按之无凹陷、小便短赤、大便不爽。舌苔厚腻微黄，脉濡数。

辨证： 湿邪化热，蕴结下焦

治法： 化浊解毒，清热利湿

方药： 甘露消毒丹加减

滑石粉20g（布包），石菖蒲10g，连翘10g，香附12g，茵陈15g，藿香12g，地龙10g，通草8g，紫苏梗10g，泽兰12g，黄芩10g，白蔻仁12g，益母草10g

7剂，水煎服，日1剂，分早晚2次温服

后随访患者，上方服用3天后，发热渐退，服用1周后体温正常，但下肢仍有水肿，余症均得有缓解，舌苔微腻。后嘱咐患者继续服用4剂以巩固疗效，住院期间患者体温一直正常，纳食转佳，下肢水肿减轻，患者病情稳定，遂出院。

按语： 甘露消毒丹又名普济解毒丹，首载于清代叶天士所著的《医效秘传》。原文曰："先生云时毒疠气，必应司天。癸丑太阴湿土气化运行，后天太阳寒水，湿寒合德，挟中运之火，流行气交，阳光不治，疫气乃行。故凡人之脾胃虚者，乃应其厉气，邪从口鼻皮毛而入。病从湿化者，发热目黄、胸满、丹疹、泄泻。当察其舌色，或淡白，或舌心干焦者，湿邪犹在气分，用甘露消毒丹治之"。清代温病学家王孟英极为推崇该方，在《温热经纬卷五方论》说："此治湿温时疫之主方也"。是主治湿温、疫毒留邪气分，湿热并重之证，乃为治疗湿温的名方。

根据此患者的临床表现，发热、口黏、腹胀，舌苔厚腻微黄等，其术后发热多属于"湿热证"。方中滑石粉、茵陈、黄芩，三者皆有清热利湿功效。石菖蒲、藿香可芳香辟秽，宣湿浊之气。豆蔻、紫苏梗悦脾行气，可使气畅而湿行。通草清利湿热，使热邪从小便而去。连翘轻清宣透，透邪于外。诸药相配，可使湿邪从三路而解，一则上焦之邪，从汗而解；二则中焦湿热之邪，芳香之品化湿而解；三则在下之邪，以清利小便而出。且由于手术损伤，淋巴回流受阻导致下肢肿胀，"血不利为水"，加用泽兰、益母草等品以行血养血，行血不伤新血，养血不留瘀血，利用其活血、利水双重之效治疗下肢水肿。

临床体会： 妇科肿瘤，尤其是宫颈癌术后发热是临床常见并发症，临床多见于淋巴结清扫术后，但临床上经常可见宫颈癌术后高热缠绵不退、无明显感染灶，使用常规抗生素疗效不佳的情况。宫颈癌术后患者虽病灶切除，但体内蕴结之湿热未完全清除，加上手术对肾、膀胱气化功能的影响，使水湿内停，郁久化热，故而常出现术后非感染性发热。以甘露消毒丹发挥清利湿热之效来退热，临床治疗效果颇佳。基于该治疗，我们团队申请甘露消毒丹化裁治疗宫颈癌术后发热的临床研究，于2016年获河北省中医药学会科学技术奖一等奖。此治疗足显中医特色及优势，为患者解决病痛，极大地提高了患者的生活质量。

第六节　吞咽呛咳

旋覆代赭汤合半夏厚朴汤化裁治疗食管癌术后吞咽呛咳案

回保平，男，63岁，食管癌术后吞咽呛咳

现病史：患者于2021年10月27日行食管中段癌切除＋食管胃弓上吻合术，术后病理示：食管髓质样肿物约2.1cm×1.8cm×1.2cm，鳞状细胞癌Ⅱ级，侵及黏膜下层，未见明显脉管瘤栓，淋巴结未见转移癌。术后病理分期：T1bN0M0，术后未行其他辅助治疗。患者术后吞咽呛咳月余，遂来就诊。

初诊：2021年12月14日

刻下症：吞咽呛咳，白痰量多，腹胀，食后加重，舌淡苔白腻，脉弦缓。

辨证：痰湿阻滞，胃气上逆。

治法：燥湿化痰，降逆和胃。

处方：旋覆代赭汤合半夏厚朴汤加减。

旋覆花10g（布包），代赭石20g（布包），人参10g，白芍10g，炙甘草6g，苏子10g，威灵仙10g，清半夏10g，厚朴10g，郁金10g，茯苓30g，枳壳10g，山药30g，鸡内金10g。

7剂，水煎服，日1剂，分早晚2次温服。

二诊：2022年12月30日

患者上方服用半月，呛咳减轻，白痰减少。

刻下症：稍有吞咽呛咳，饮水时明显，多食胃胀，舌淡苔白腻，脉弦缓。

方药：上方加苏梗10g，砂仁10g（后下），焦神曲10g。

7剂，水煎服，日1剂，分早晚2次温服。

患者上方辨证加减治疗月余，吞咽呛咳消失，能够正常饮食，余症缓解。

按语：患者食管癌术后出现吞咽呛咳，综合辨证，患者证属"痰湿阻滞、胃气上逆"，故以"燥湿化痰、降逆和胃"立法，以旋覆代赭汤合半夏厚朴汤加减治疗。旋覆代赭汤出自《伤寒论》，具有降逆化痰、益气和胃之功效，主治胃虚气逆痰阻证，症见心下痞硬，噫气不除，或见纳差、呃逆、恶心，甚或呕吐，舌苔白腻，脉缓或滑。《伤寒论·辨太阳病脉证并治》："伤寒发汗，若吐若下，解后心下痞硬，噫气不除者，旋覆代赭汤主之"。《金镜内台方议》记载："汗吐下后，大邪虽解，胃气已弱而未和，虚气上逆，故心下痞硬，而噫气不除者。与旋覆花下气除痰为君，以代赭石为臣，而镇其虚气；以生姜、半夏之辛，而散逆气，除痞散硬为佐；人参、大枣、甘草之甘，而调缓其中，以补胃气而除噫也"。半夏厚朴汤出自《金匮要略》，具有行气散结、降逆化痰之功效，主治梅核气，症见咽中如有物阻，咯吐不出，吞咽不下，胸膈满闷，或咳或呕，舌苔白润或白滑，脉弦缓或弦滑。《金匮要略》记载："妇人咽中如有炙脔，半夏厚朴汤主之"。《医宗金鉴·订正金匮要略注》记载："咽中如有炙脔，谓咽中有痰涎，如同炙肉，咯之不出，咽之不下者，即今之梅核气病也。此病得于七情郁气，凝涎而生。故用半夏、厚朴、生姜，辛以散结，苦以降逆；茯苓佐半夏，以利饮行涎；紫苏芳香，以宣通郁气，倬气舒涎去，病自愈矣。此证男子亦有，不独妇人也"。患者以上合方辨证加减治疗月余，吞咽呛咳消失，能够正常饮食。

临床体会：患者食管癌术后吞咽呛咳为手术损伤机体，影响吞咽功能所致，严重影响患者的正常饮食，不利于食管癌术后机体的恢复。患者主症为"吞咽呛咳"，直接病位在咽喉，间接病位在"胃"，以和胃降气，降逆气为治疗关键。综合辨证，患者病机为手术切除部分食管，脾胃功能受损，运化失司，蕴湿生痰，痰湿阻于咽喉和胃腑而影响"胃腑和降"。因此应以"燥湿化痰、降逆和胃"立法，以旋覆代赭汤合半夏厚朴汤加减治疗，两方都具有燥湿化痰之功，前方主要作用部位在胃，后方主要作用部位在咽喉，两方合用，切中病机，收效良好。

第五章
放化疗毒副反应治疗验案

第一节　放射性肠炎

芍药汤化裁治疗放射性肠炎梗阻案

宋石莉，女，57岁，直肠癌放疗后肠梗阻。

现病史： 患者因便血于2020年6月入院检查，行结肠镜发现直肠壁一肿物，活检病理示：直肠腺癌。直肠MRI示：直肠占位，考虑直肠癌（影像分期考虑T4N2Mx）。其后患者行直肠癌放射治疗，2020年7月30日放疗结束。患者放疗后出现腹泻、脓血便，其后出现便秘，特来就诊。

初诊：2020年8月10日

刻下症： 恶心呕吐，腹胀疼痛，大便困难，欲便不能，5日未行，肛门下坠疼痛，乏力气短（需有人搀扶就诊），纳差，寐差，汗多，舌红苔黄腻，脉弦数。

辨证： 大肠湿热，腑气不通，兼有脾胃气虚。

治法： 清热燥湿，行气通腑，佐以扶助正气。

方药： 芍药汤加减。

黄连10g，黄芩10g，当归10g，肉桂6g，生甘草6g，槟榔10g，大黄3g（后下），清半夏10g，白芍20g，砂仁10g（后下），人参6g，茯苓30g，木香10g。

7剂，水煎服，日1剂，分早晚2次温服。

二诊： 2020年8月13日

患者上方服用1剂后，大便得通，腹胀大减。

刻下症： 腹痛，乏力，气短，舌红苔白腻，脉弦数。

方药： 上方去大黄，加香附10g、川芎10g。

7剂，水煎服，日1剂，分早晚2次温服。

患者以上方辨证加减治疗进行半月余，患者大便恢复如常，腹痛消失，纳食好转，诸症减轻。

按语： 此患者为直肠癌放疗后肠梗阻，属于中医学"便秘"的范畴。《素问·灵兰秘典论篇》记载："大肠者，传导之官，变化出焉"，便秘的直接部位在大肠，其基本病机为大肠传导失司。中医学认为便秘多由外感邪气、饮食情志内伤或年高体虚所致。六腑以通为用，胃肠以通降为顺，邪结肠腑，或气血阴阳不足，失于濡养，肠道传送无力，糟粕内停，则可发为便秘。便秘的治疗当以"通下"为主，以恢复大肠的传导功能，保持大便通畅为原则，但决不可单纯使用泻下药，应针对不同的病因采取相应的治法。具体当辨虚实而治，实证邪滞大肠，大肠传导失司，以祛邪为主，分别施以泻热、温通、理气之法，辅以导滞之品；虚证肠道失于濡润，传送无力，治以养正为先，用益气、养血、滋阴、温阳之法。综合辨证，此患者证属"大肠湿热，腑气不通，兼有脾胃气虚"，故以"清热燥湿、行气通腑，佐以扶助正气"立法，以芍药汤加人参等益气之品进行治疗。芍药汤出自《素问病机气宜保命集》，为清热剂，具有清热燥湿、调气和血之功效，主治湿热痢疾，症见腹痛，便脓血，赤白相兼，里急后重，肛门灼热，小便短赤，舌苔黄腻，脉弦数。《素问病机气宜保命集》记载："芍药汤：下血调气。经曰：泻而便脓血，气行而血止，行血则便脓自愈，调气则后重自除"。《成方便读》记载："夫痢之为病，固有寒热之分，然热者多而寒者少，总不离邪滞蕴结，以致肠胃之气不宣，酿为脓血稠黏之属。虽有赤白之分，寒热之别，而初起治法皆可通因通用。故刘河间有云：行血则便脓自愈，调气则后重自除，二语足为治痢之大法。此方用大黄之荡涤邪滞，木香、槟榔之理气，当归、肉桂之行血；病多因湿热而起，故用芩、连之苦寒以燥湿清热；用芍药、甘草者，缓其急而和其脾"。本证多由湿热壅滞肠中，气血失调所致，治疗以清热燥湿，调气和血为主。湿热下注大肠，搏结气血，酿为脓血，而为下痢赤白；肠道气机阻滞则腹痛、里急后重；肛门灼热，小便短赤，舌苔黄腻，脉象弦数等俱为湿热内蕴之象。方中黄芩黄连性味苦寒，入大肠经，功擅清热燥湿解毒，以除致病之因，为君药。重用芍药养血和营、缓急止痛，配以当归养血活血，体现了"行血则便脓自愈"之义，且可兼顾湿热邪毒熏灼肠络，伤耗阴血之虑；木香、槟榔行气导滞，"调气则后重自除"，四药相配，调和气血，是为臣药。大黄苦寒沉降，合芩连则清热燥湿之功著，合归、芍则活血行气之力彰，其泻下通腑作用可通导湿热积滞从大便而去，体现"通因通用"之法。方以少量肉桂，其辛热温通之性，既可助归、芍行血和营，又可防呕逆拒药，属佐助兼反佐之用。炙甘草和中调药，与芍药相配，又能缓急止痛，亦为佐使。在以上基础上佐以人参鼓舞正气，诸药合用，湿去热清，气血调和，正气不伤。患者服药1剂后，大便得通，腹胀大减，其后上方去大黄，辨证加减治疗进行半月，患者大便恢复如常，腹痛消失，纳食好转，诸症减轻。

临床体会： 放疗属于中医"火热"之毒，在治疗肿瘤的同时，也会损伤相应脏腑组织，影响其正常生理功能而出现相应的临床表现。此患者素体消瘦，放疗攻伐后出现腹泻、脓血便，其后出现"恶心呕吐、饮食不下、排便困难"等肠腑不通的表现，同时伴有明显的气短乏力等气虚之候，西医以其虚弱，长时间以参芪扶正、脂肪乳等温补滋腻之品治疗，患者症状并未得到缓解。"湿热相合，如油裹面，难舍难分"，故应以"清利湿热"为主治疗，才能使得湿去热清，若纯用温补滋腻之品治疗，则会加重湿热，越补越滞。此患者病位在下焦肠腑，依据肛门坠痛、舌红苔腻等表现，证属湿热阻滞大肠，故选用具有清热燥湿、调气和血的芍药汤治疗。芍药汤为治疗湿热痢疾的常用方剂，方中除了黄连、黄芩等清热燥湿之品，亦包含大黄、槟榔、木香等行气通腑之品，意在将湿热之邪从大便导出，体现中医学"通因通用"之法。患者因便秘就诊，就诊时虽已不再下利，但湿热病机仍在，湿热下迫大肠而下利脓血，"通"时尚可"通因通用"，不通之时更可"不通"则"通"。患者"湿热"关键病机未变，故选用芍药汤加减治疗，服药1剂后，大便得下。可见芍药汤虽为治疗湿热下痢而设，但不限于下痢，临床辨明病机，灵活运用，亦可治疗湿热之邪阻滞大肠所致的便秘。

黄土汤化裁治疗放射性肠炎便血案

患者韩瑞芳，女，61岁，宫颈鳞状细胞 ca Ⅲ B 期菜花型。

现病史： 患者因阴道排液半年，阴道异常出血半月入我院检查治疗。阴道检查：已婚经产外阴，阴道前壁1/2受侵犯，宫颈粗硬，肿物约5cm×5cm×4cm，菜花样，触之出血，穹窿受到侵犯，子宫体正常大小，双侧附件区未触及明显肿物，无压痛。三合诊：左侧主韧带增厚、团块近盆，弹性差；右侧主韧带增厚，团块达盆，弹性差。双侧骶韧带增厚，弹性正常。直肠黏膜光滑，指套无染血。癌胚抗原：3.42ng/ml；鳞状上皮细胞癌抗原：2.28ug/l。2020年1月3日病理示：宫颈鳞ca Ⅲ B期菜花型，后给予化疗4个周期（应用TP方案）；放疗30次，后患者规律复查，目前一切正常。

初诊：2021年11月8日

刻下症： 患者便血1年余、色暗红，伴有畏寒、腹痛，且喜按，大便溏结不调，纳寐差。舌淡苔白，脉沉缓。

辨证： 脾肾亏虚，统血失司

治法： 补肾健脾，温阳止血

方药： 黄土汤加减

灶心土30g（布包），熟地30g，砂仁10g（后下），白芍10g，阿胶10g（烊化），山药30g，炙甘草10g，炒白术20g，黄芩炭6g，三七粉1g（冲服），炮附子6g（颗粒），人参6g，仙鹤草10g

7剂，水煎服，日1剂，分早晚2次温服，并冲服颗粒剂。

二诊：2021年11月15日

服用1周后，便血明显减轻，腹痛畏寒好转，舌淡苔白，脉沉缓。遂嘱患者上方继服7剂。

复诊：2021年11月22日

继服7剂后，便血消失，腹痛畏寒大有好转。

刻下症： 患者胃胀、寐差易醒、舌淡苔黄微腻，脉沉缓。

辨证：湿热中阻，痰热内扰

治法：清热利湿，健脾和胃

方药：温胆汤加减

焦三仙各10g，茯苓30g，黄连3g，陈皮10g，清半夏10g，炒白术15g，竹茹10g，甘草6g，炒莱菔子10g，浮小麦30g

7剂，水煎服，日1剂，分早晚2次温服

复诊：2021年11月29日

患者胃胀、寐差症状缓解，舌淡苔白微腻，脉沉缓，遂嘱患者上方继续服用7剂。

复诊：2021年12月6日

患者胃胀、寐差症状消失。

刻下症：便溏，每日1次，舌淡苔白，脉沉。

辨证：脾失健运，湿邪内阻

治法：健脾升清，化湿止泄

方药：藿朴夏苓汤加减

藿香15g，紫苏梗10g，砂仁10g（后下），厚朴10g，炒白术10g，太子参10g，清半夏10g，炒薏苡仁30g，茯苓30g，苍术10g

患者以上方辨证加减半月余，便溏、便血消失，大便基本正常，舌淡苔白，脉象和缓。遂继以温补脾肾，健脾和胃，升清化湿立法，并随证加减至今，患者病情平稳，生活状态良好。

按语：黄土汤出自《金匮要略》中的《惊悸吐衄下血胸满瘀血病脉证治第十六》，原文云："下血，先便后血，此远血也，黄土汤主之"。尤在泾称本方为"有制之师"。朱良春教授认为：

"便血之治，寒者温之，热者清之，肝虚者柔润之，脾虚者温运之，惟仲景黄土汤一方兼具刚柔温清之长。黄土汤平调以实中，温煦以启下，兼补兼涩，亦清亦温，为调脾肾以摄血之总方"。黄土汤方中妙用附子一味，温下以鼓中，暖水以摄火，合白术温阳健脾，合灶中黄土温阳摄血，合地黄阿胶护阴止血，甘草以调中，黄芩以坚阴，诸药共奏刚柔相济，温清并用。

即本方为温中止血的代表方，为远血之证而设，该患者病程日久，腹部畏寒喜按，舌淡苔白，脉沉缓，很明显是中焦虚寒，遂采用黄土汤温中止血，并加用三七粉、仙鹤草等止血之品，收获奇效。14付后患者便血消失且腹痛畏寒中焦阳虚之症大有缓解。后患者出现胃胀、寐差症状，舌苔黄微腻，考虑湿热中阻，痰热扰神，遂以温胆汤加减。其最早的文献记载当为南北朝名医姚僧坦所撰的《集验方》，后世《备急千金要方》曾引用过"大病之后，虚烦不得眠，此胆寒故也，宜服此温胆汤"。其可理气化痰，清胆和胃又加黄连、浮小麦以养心安神，清热除烦。半月后患者胃胀、寐差诸症除，又以便溏为主症，采用藿朴夏苓汤健脾化湿，升清止泄。

临床体会：放射性肠炎是盆腔、腹腔、腹膜后恶性肿瘤放疗后常见的并发症，放疗所用的高能射线一般认为属"火热毒邪"，侵犯肠道，灼伤脉络则便血，所以治疗多用清热凉血止血之剂，以槐花散治疗。但放射性肠炎都属于"火热毒邪"的蕴结吗？不免稍有偏颇。中医以"辨证论治"为主要理念，对于不同的病人，我们结合其具体的临床症状和体征，分析证候才可拿出最佳最客观的治疗方法。

第二节　放射性皮炎

犀角地黄汤化裁合凉血解毒膏治疗放射性皮炎案

郭某，男，69岁，阴囊癌术后腹股沟淋巴结转移。

现病史： 患者阴囊癌术后出现腹股沟淋巴结转移，后行放疗。放疗20天后出现皮肤发黑干燥、灼热、裂纹脱皮、疼痛等症状，诊断为放射性皮炎Ⅲ级。并于2016年12月29日因放射性皮炎中止放疗，遂今日来我科就诊。

初诊： 2017年1月3日

刻下症： 患者皮肤干燥发黑、灼热、瘙痒、疼痛。舌红苔白，脉弦数。

辨证： 热入营血，迫血妄行

治法： 清热解毒，凉血散瘀

方药： 犀角地黄汤加减

生地30g，赤芍10g，牡丹皮10g，当归10g，川芎6g，牛膝10g，鸡血藤10g，玄参10g，炙甘草6g，丹参10g，白鲜皮10g

7剂，水煎服，日1剂，分早晚2次温服，并配合外用凉血解毒膏。

二诊： 2017年1月10日

皮炎基本好转，疼痛、瘙痒较前减轻

刻下症： 患者稍有乏力、偶有咳嗽。舌红苔白，脉数

方药： 上方去玄参、白鲜皮加太子参、桑叶。

7剂，水煎服，日1剂，分早晚2次温服，同时配合凉血解毒

膏外用。

患者内外治疗合用半月后，皮炎明显好转。遂患者继续放疗，并使用凉血解毒膏外用预防放射性皮炎。

按语：在中医里认为放射线为"火热毒"邪，由于热毒进入营血，血热互结，外发于皮肤导致红斑；血热互结，经络阻滞，经脉不通则导致局部皮肤的疼痛。应予以清血分之热同时配合散瘀之法。犀角地黄汤出自《备急千金要方》，具有清热解毒、凉血散瘀之效。主要治疗热入营血之证。费伯雄在《医方论》中曰："犀角化斑，解毒，凉血清心。又能引地黄直达肾经，可壮水制火"。但由于犀牛角尤为贵重，不易得此药品，故本方重用生地，应用其清热凉血之效。《医学金鉴》中提到"痒自风来"，患者出现皮肤的瘙痒，就要以治疗"风"为主，并且《妇人大全良方》中所云："治风先治血，血行风自灭"，遂又配合川芎、鸡血藤、丹参等活血之品，起到治痒、散瘀双重的功效；白鲜皮增强清热、祛风、解毒之功。联合凉血解毒膏外治，内服外治双管齐下同时治疗，半月后放射性皮炎患者经过治疗取得了不错的疗效。

临床体会：放疗是放射线治疗的简称，是通过利用各种放射线照射肿瘤来杀灭肿瘤细胞的一种治疗手段。但是患者在放射治疗的过程中或者治疗后会出现正常组织或者器官功能性或者器质性改变，临床表现为红斑、脱皮、水肿、渗出、糜烂、溃疡、继发感染等增加患者痛苦，并且严重影响患者的生活质量。其在中医里为"疮疡"的范畴，中医多认为其为火热毒邪，热入营血所致。内外合用，内以清热凉血，解毒散瘀为治法，外用凉血解毒膏配合使用。我们团队以60例在治疗期间发生急性Ⅱ级、Ⅲ级放射性皮肤损伤的患者作为研究对象，发现相较于金因肽，凉血解毒膏对急性Ⅱ级、Ⅲ级放射性皮肤损伤的治疗效果更为显著，不仅可快速缓解患者的临床症状，减轻其疼痛程度，同时还可促进皮损恢复，减少放射性皮炎给患者生活带来的不良影响，有利于放射治疗的顺利实施。凉血解毒软膏使用安全、可操作性强，便于患者使用。诸此，充分体现了中医药在治疗放射性皮炎上显著的疗效。

第三节　放射性肺炎

千金苇茎汤化裁治疗放射性肺炎案

患者孙国忠，男，62岁，右肺下叶鳞癌术后复发放化疗后。

现病史： 患者于2018年3月27日在全麻下行胸腔镜下右肺下叶切除术，术后病理示：肺非角化型鳞状细胞癌，未见明确脉管瘤栓，脏层胸膜未见明显受侵，支气管残端（－），淋巴结未见转移。免疫组化示：EGFR（－）、ALK（－）、PD-1（0%阳性）、PD-L1（0%阳性）、KI67（阳性细胞数40%）。诊断右肺下叶鳞癌ⅠB期（T2AN0M0）；2019年7月9日第二次入院：查PET/CT：右肺门软组织团块影。考虑右肺门恶性病变可能性大。结合患者病史考虑右肺癌术后复发，查无放疗禁忌，予以患者右肺门肿瘤放疗，放疗期间予以TP方案（紫杉醇+奈达铂）×1周期化疗；由于出现Ⅳ度骨髓抑制，第二周期改为单药紫杉醇化疗，副反应小；2019年9月8日第三次入院：放疗后复查胸部CT示：右肺下叶术后改变；右肺和左肺下叶片状高密度影，考虑炎症。

初诊： 2019年9月9日

刻下症： 目前患者放疗结束10余天，间断性发热，体温波动在37~38.5℃之间，考虑放射性肺炎可能。目前西医予以患者激素抗炎、抗生素抗感染、化痰治疗，效果欠佳，遂请中医科会诊。患者咳嗽、咳痰、乏力、活动后气短、间断性发热、寐差。舌紫暗苔黄厚，脉弦细。

辨证： 痰热壅肺，肺络瘀阻

治法： 清热化痰，活血化瘀

方药： 千金苇茎汤加减

芦根15g，桔梗10g，款冬花10g，酸枣仁15g，桃仁10g，茯苓30g，紫苏子15g，当归10g，薏苡仁30g，浙贝母10g，柏子仁10g，浮小麦30g，甘草6g，紫菀10g，太子参15g

7剂，水煎服，日1剂，分早晚2次服用

二诊： 2019年9月16日

患者服用1周后，发热退，咳嗽、咳痰稍有减轻。余症未见明显变化，遂嘱患者继服上方7剂。

复诊： 2019年9月23日

发热未作，咳嗽咳痰较前明显减少、乏力缓解、寐差消失。

刻下症： 仍有少量白痰、不易咳出。舌紫暗苔白，脉弦细。

方药： 芦根20g，前胡10g，桔梗15g，当归10g，红景天10g，桃仁10g，白前15g，紫菀10g，西洋参6g，薏苡仁30g，地龙10g，款冬花10g，茯苓30g，浙贝母10g，冬瓜子20g，紫苏子15g，车前子10g

患者以千金苇茎汤辨证加减2月余，咳嗽咳痰消失，复查肺部CT片状高密度影消失。治疗期间患者体力恢复尚好，病情稳定。

按语： 苇茎汤出自《备急千金要方》的肺脏方，其针对肺痈病，原文曰："治咳有微热，烦满，胸中甲错，是为肺痈"。《金匮要略》对肺痈的论述："若口中辟辟燥，咳即胸中隐隐痛，脉反滑数，此为肺痈"。放射性肺炎急性期可归属于中医的"肺痈"范畴，千金苇茎汤则是治疗"肺痈"的经验方，其方虽然简洁，但清热化痰，散结化瘀之力不可轻视。

用芦根代替苇茎，《本草便读》中云："其甘寒清热。功除烦呕。润降和阴。茎则清肃上焦。肺痈可愈"。桔梗、生甘草为桔梗汤中具有祛痰排脓之效的药物，紫苏子、浙贝母、款冬花降气化痰，并配伍太子参、西洋参、当归、桃仁等益气活血养血之品，改善肺部血液循环，也可增强病人的免疫功能。疗效颇佳。

临床体会： 放射性肺炎是在放射野内的正常肺组织受到损伤而引起的炎症反应。肺部损伤的严重程度同放射剂量、照射面积、照射速度密切相关。其病理变化表现为急性的炎性渗出甚至广泛肺组织纤维化。急性期西医一般采取抗生素、肾上腺糖皮质激素治疗，并对症处理。一旦出现西医无特效药物，则会引发病情严重进展。在祖国医学中，放射性肺炎根据其临床表现和病理变化，归于"肺痈"范畴，以千金苇茎汤辨证加减治疗，在临床上取得不错的疗效。本经方有效应用也提示我们，如何将现代的疾病结合其症状、检查、检验结果同古代经典医书疾病相联系，找到相应的治疗思路与方法，如何在治疗疾病中发挥"守正创新"的理念，值得我们思考。

第四节 化疗后肝损伤

茵陈蒿汤化裁治疗化疗后肝损伤黄疸案

曹利恒，男，36岁，胃癌化疗后肝损伤黄疸。

现病史： 患者因上腹不适半年，加重1个月于2021年4月28日就诊，入院行全腹增强CT示：胃体壁增厚，符合胃癌表现；腹膜增厚，盆腔有积液，考虑转移（影像分期考虑T4aN1M1）。2021年4月30日胃镜示：胃体大弯后壁黏膜浸润状增厚，于上部大弯偏后壁可见溃疡状病灶。胃镜咬检病理示：考虑低分化腺癌。患者于2021年5月6日行腹腔镜探查分期＋肝圆韧带结节切取活检＋腹壁化疗港置入术＋腹腔热灌注管置入术＋静脉港置入术。术后病理示：（肝圆韧带结节）破碎灰褐质韧组织，纤维脂肪组织内可见少许低分化腺癌浸润。患者术后行5次腹腔热灌注，2021年5月27日至2021年9月7日化疗联合靶向、免疫治疗5周期（方案：紫杉醇＋替吉奥＋信迪利单抗＋阿帕替尼），其后出现黄疸。2021年9月29日肝功能检查示：谷丙转氨酶75.4U/L↑；谷草转氨酶105.3U/L↑；总胆红素92.0μmol/L↑；直接胆红素71.0μmol/L↑；间接胆红素21.00μmol/L↑。

初诊：2021年9月28日

刻下症： 黄疸，胃胀，嗳气，反酸，纳差，口苦，腹痛拘急，大便2~3日1行，量少不畅，背痛，寐差，舌红苔白微厚，脉弦细。

辨证： 肝胆湿热，腑气不畅。

治则： 清热利湿，行气通腑。

方药： 茵陈蒿汤加减。

茵陈30g，栀子10g，大黄3g（后下），郁金20g，枳壳10g，茯苓30g，苏梗15g，炒薏苡仁30g，白茅根15g，泽兰15g，丹参10g，当归10g，清半夏10g，太子参10g，鸡内金10g。

7剂，水煎服，日1剂，分早晚2次温服。

二诊： 2021年10月13日

患者上方服用1周后，黄疸减轻，自行原方再进7剂后，黄疸消失。复查肝功能示：谷丙转氨酶38.5U/L；谷草转氨酶24.7U/L；总胆红素24.9μmol/L↑；直接胆红素20.1μmol/L↑；间接胆红素4.80μmol/L，各项指标较前明显降低。

刻下症： 纳差，胃胀，口苦，舌红苔白，脉弦细。

辨证： 肝胃不和。

治法： 疏肝和胃。

方药： 柴胡疏肝散加减。

柴胡10g，白芍15g，川芎10g，枳壳6g，陈皮10g，炙甘草6g，香附10g，厚朴10g，茯苓30g，半夏10g，焦神曲10g，炒鸡内金10g。

7剂，水煎服，日1剂，分早晚2次温服。

患者上方辨证加减治疗月余，饮食好转，诸症减轻，复查肝功能显示，各项指标恢复正常。

按语： 此患者原发病灶为胃癌，化疗后肝损伤出现黄疸，根据临床表现属于中医学"黄疸"的范畴。黄疸是以目黄、身黄、小便黄为主症的疾病，其中以目睛黄染为主要特征。早在《黄帝内经》中就可以发现有关于黄疸病名以及其主要症状的记载，如《素问·平人气象论》记载："溺黄赤，安卧者，黄疸……目黄者曰黄疸"，《灵枢·论疾诊尺》云："身痛面色微黄，齿垢黄，爪甲上黄，黄疸也"。《金匮要略·黄疸病脉证并治》将黄疸分为黄疸、谷疸、酒疸、女劳疸、黑疸五种，对湿热、寒湿、瘀热发黄的理法方药论述全面，提出"黄疸之病，当以十八日为期。治之十日以上瘥，反极为难治"，创制茵陈蒿汤、茵陈五苓散、麻黄连翘赤小豆汤等系列方剂，被后世医家一直沿用。《圣济总录·黄疸门》记述了黄疸的危重证候"急黄"，并出了"阴黄"一证。《伤寒微旨论·阴黄证》指出："伤寒病发黄者，古今皆为阳证治之……无治阴黄法"，书中不仅论述了黄疸的"阳证"，并且详细论述了"阴黄"的辨证论治。《景岳全书·黄疸》记载："胆伤则胆气败，而胆液泄，故为此证"，首先提出"胆黄"的病名，初步认识到了黄疸的发生与胆液外泄有关。《医学心悟·发黄》谓："瘀血发黄，亦湿热所致，瘀血与积热熏蒸，故见黄色也，去瘀生新，而黄自退矣"，并创制茵陈术附汤，至今仍为治疗阴黄的常用方剂。《杂病源流犀烛·诸疸源流》又有"有天行疫疠，以致发黄者，俗称之瘟黄，杀人最急"的记载，对传染性疾病所致黄疸及预后转归有所认识。黄疸的病因主要分为外感和内伤两个方面，外感多属湿热疫毒所致，内伤常与饮食、劳倦、病后有关，内外病因互有关联，引起湿邪困遏脾胃，壅塞肝胆，疏泄失常，胆汁泛溢，而发生黄疸。综合此患者的病史、临床表现，为药物所致肝损伤而成黄疸，证属"肝胆湿热、腑气不畅"，故以"清热利湿、行气通腑"立法，以茵陈蒿汤加减治疗。茵陈蒿汤出自东汉医圣张仲景的《伤寒论》，为祛湿剂，具有清热利湿退黄之功，主治湿热黄疸，临床症见一身面目俱黄、黄色鲜明，发热，无汗或但头汗出，口渴欲饮，恶心呕吐，腹微满，小便短赤，大便不爽或秘结，舌红苔黄腻，脉沉数或滑数有力。《伤寒论·辨阳明病脉证并治》记载："伤寒七八日，身黄如橘子色，小便不利，腹微满者，茵陈蒿汤主之"，《金匮要略·黄疸病脉证并治》记载："谷疸之为病，寒热不食，食即头眩，心胸不安，久久发黄为谷疸，茵陈蒿汤主之"。《伤寒来苏集·伤寒附翼》记载："太阳、阳明俱有发黄症，但头汗而身无汗，则热不外越；小便不利，则热不下泄，故瘀热在里而渴饮水浆。然黄有不同，证在太阳之表，当汗而发之，故用麻黄连翘赤小豆汤，为凉散法。证在太阳阳明之间，当以寒胜之，用栀子柏皮汤，乃清火法。在阳明之里，当泻之于内，故立本方，是逐秽法。茵陈能除热邪留结，佐栀子以通水源，大黄以除胃热，令瘀热从小便而泄，腹满自减，肠胃无伤，乃合引而竭之之义，亦阳明利水之奇法也"。本方为治疗湿热黄疸之常用方，《伤寒论》用其治疗瘀热发黄，《金匮要略》以其治疗谷疸。病因皆缘于邪热入里，与脾湿相合，湿热壅滞中焦所致。湿热壅结，气机受阻，故腹微满、恶心呕吐、大便不爽甚或秘结；无汗而热不得外越，小便不利则湿不得下泄，以致湿热熏蒸肝胆，胆汁外溢，浸渍肌肤，则一身面目俱黄、黄色鲜明；湿热内郁，津液不化，则口中渴。舌苔黄腻，脉沉数为湿热内蕴之征。治宜清热利湿退黄，方中重用茵陈为君药，苦泄下降，善能清热利湿，为治黄疸要药。臣以栀子清热降火，通利三焦，助茵陈引湿热从小便而去。佐以大黄泻热逐瘀，通利大便，导瘀热从大便而下。患者上方服用1周后，黄疸减轻，自行原方再进7剂后，黄疸消失。

临床体会：现代医学中的黄疸分为肝细胞性黄疸、阻塞性黄疸和溶血性黄疸。此患者胃癌晚期，腹腔探查后未能行根治性手术切除，故化疗、靶向为其主要的治疗措施，患者在进行了5个周期的化疗联合靶向治疗后，出现了严重的黄疸，肝功能检查提示肝功能受损严重，结合其抗肿瘤药物治疗史，诊断为药物肝损伤性黄疸。患者"黄疸"明显，同时伴随"嗳气、反酸、胃胀、大便不畅"等胃肠症状，病位在肝胆脾胃，结合舌脉，患者证属"湿热黄疸"，以"清热利湿退黄"之"茵陈蒿汤"为主治疗，服药2周，黄疸消失，复查肝功能示转氨酶恢复正常，胆红素较前明显降低，其后继续以疏肝和胃之品调治月余，患者饮食得到了明显的改善，各项指标恢复正常。可见针对化疗"药毒"引起的肝损伤性黄疸，辨证准确，应用中医药进行治疗，不仅能够利胆退黄，也能促进肝功能损伤的恢复。

第五节　化疗后肾损伤

真武汤化裁治疗化疗后肾损伤水肿案

崔秀捧，女，59岁，卵巢癌化疗后肾损伤水肿。

现病史：患者主因纳差、消瘦1年，腹胀半月于2022年6月1日就诊。三合诊检查示：子宫后方可触及质硬不规则结节样肿物，直径约4cm，边界欠清，不活动，无触痛。全腹CT示：双侧附件区软组织影增多，右侧为著，长径约3.3cm，考虑卵巢癌；腹膜增厚，腹盆腔积液；腹膜及腹膜后多发肿大淋巴结；肝Ⅳ段不规则斑片状低密度影。2022年6月10日腹部超声示：左卵巢3.4cm×1.9cm，右卵巢3.9cm×3.0cm，两侧卵巢回声不均，边界不清；盆腔腹膜局部增厚，直肠子宫窝结节状肿物，大小约4.3cm×3.0cm，内见星点血流；盆腹腔可见液性暗区，可见肠祥漂浮，较深处3.2cm（腹水中到大量）。行腹水细胞学检查示：腺癌。2022年6月15日行超声引导下子宫直肠窝肿物穿刺活检术，术后病理示：卵巢高级别浆液性腺癌。肿瘤标志物检查示：CA-125>5000U/ml。患者于2022年6月25日行多柔吡星联合卡铂方案化疗1周期，化疗后患者出现双下肢水肿，2022年7月1日肾功能检查示：肌酐284.7μmol/L↑，尿素27.9μmol/L↑，尿酸773.5μmol/L↑。

初诊：2022年7月19日

刻下症：双足浮肿，胃脘冷，纳少，呃逆，乏力，寐差，大便2~3日一行，舌淡苔白，脉沉数。

辨证：脾肾阳虚，水气内停。

治法：温补脾肾，化气行水。

处方：真武汤加减。

炮附子6g（颗粒），干姜10g，炒白术15g，猪苓10g，茯苓30g，白芍10g，人参10g，桂枝10g，厚朴10g，砂仁10g（后下）。

7剂，水煎服，日1剂，分早晚2次温服，水煎剂冲服颗粒剂。

复诊：2022年7月27日

患者上方服用1周，双足浮肿减轻，胃脘冷消失，纳食好转，余症减轻。

刻下症：双足稍有浮肿，呃逆，寐差，舌淡苔白，脉沉细。

方药：上方加黄芪15g、莪术10g、泽兰15g、香附10g。

7剂，水煎服，日1剂，分早晚2次温服。

患者上方辨证加减治疗月余，双足浮肿消失，饮食恢复正常，复查肾功能显示，各项指标恢复正常。

　　按语：此患者为化疗后肾损伤水肿，属于中医学"水肿"的范畴。水肿是体内水液潴留，泛滥肌肤，以头面、眼睑、四肢、腹背、甚至全身浮肿为主症的疾病。《黄帝内经》称本病为"水"，有肾风、风水、石水、涌水等病名。《素问·水热穴论》谓："故其本在肾，其末在肺"，《素问·至真要大论》曰："诸湿肿满，皆属于脾"，《素问·汤液醪醴论》提出"平治于权衡，去菀陈莝……开鬼门，洁净府"的治疗原则。东汉·张仲景《金匮要略·水气病脉证并治》称本病为"水气病"，主张"诸有水者，腰以下肿，当利小便，腰以上肿，当发汗乃愈"。宋·严用和《严氏济生方·水肿门》曰："阴水为病，脉来沉迟，色多青白，不烦不渴，小便涩少而清，大腑多泄……阳水为病，脉来沉数，色多黄赤，或烦或渴，小便赤涩，大腑多闭"，首次将水肿分为阴水、阳水两类，治法强调"先实脾土"，"后温肾水"。明·张景岳《景岳全书·肿胀》谓："凡水肿等证，乃肺、脾、肾三脏相干之病""温补即所以化气，气化而痊愈者，愈出自然；消伐所以攻邪，逐邪而暂愈者，愈出勉强"，尤重从脾肾论治水肿。李中梓《医宗必读·水肿胀满》云："阳证必热，热者多实；阴证必寒，寒者多虚"。李梴《医学入门·水肿》强调阳水多因外感所致，阴水多因内伤所致。清·唐容川《血证论·阴阳气血水火论》云："瘀血化水，亦发水肿，是血病而兼水也"，认识到瘀血也是导致水肿的重要机制之一。水肿与肺、脾、肾、三焦等脏腑有关，病因包括风邪外犯、疮毒内陷、水湿浸渍、饮食劳倦及体虚久病等，病机为肺失通调，脾失转输，肾失开阖，三焦气化不利，水液内停，外溢肌肤。此患者初诊以双足浮肿为主症，伴有胃脘冷、纳少、呃逆、乏力、舌淡苔白、脉沉数等表现，证属

"脾肾阳虚、水气内停"治宜"温补脾肾、化气行水",给予真武汤加减进行治疗。真武汤出自《伤寒论》,为中医祛湿名方,具有温阳利水之功效,主治阳虚水泛之证,临床可见畏寒肢厥,小便不利,心下悸动不宁,头目眩晕,身体筋肉眴动,站立不稳,四肢沉重疼痛,浮肿,腰以下为甚;或腹痛,泄泻;或咳喘呕逆。舌质淡胖,边有齿痕,舌苔白滑,脉沉细。《伤寒论·辨太阳病脉证并治》:"太阳病,发汗,汗出不解,其人仍发热,心下悸,头眩,身眴动,振振欲擗地者,真武汤主之",《伤寒论·辨少阴病脉证并治》:"少阴病,二三日不已,至四五日,腹痛,小便不利,四肢沉重疼痛,自下利者,此为有水气。其人或咳,或小便利,或下利,或呕者,真武汤主之",罗美《古今名医方论》:"真武一方,为北方行水而设。用三白者,以其燥能治水,淡能伐肾邪而利水,酸能泻肝木以疏水故也。附子辛温大热,必用为佐者何居?盖水之所制者脾,水之所行者肾也,肾为胃关,聚水而从其类。倘肾中无阳,则脾之枢机虽运,而肾之关门不开,水虽欲行,孰为之主?故脾家得附子,则火能生土,而水有所归矣;肾中得附子,则坎阳鼓动,而水有所摄矣。更得芍药之酸,以收肝而敛阴气,阴平阳秘矣。若生姜者,并用以散四肢之水而和胃也"。盖水之制在脾,水之主在肾,脾阳虚则湿难运化,肾阳虚则水不化气而致水湿内停。肾中阳气虚衰,寒水内停,则小便不利;水湿泛溢于四肢,则沉重疼痛,或肢体浮肿;水湿流于肠间,则腹痛下利;上逆肺胃,则或咳或呕;水气凌心,则心悸;水湿中阻,清阳不升,则头眩。真武汤为治疗脾肾阳虚、水湿泛溢的基础方,以附子为君药,其辛甘性热,用之温肾助阳,以化气行水,兼暖脾土,以温运水湿。臣以茯苓利水渗湿,使水邪从小便去;白术健脾燥湿。佐以生姜之温散，既助附子温阳散寒，又合苓、术宣散水湿。白芍亦为佐药，其义有四：一者利小便以行水气，《本经》言其能"利小便"，《名医别录》亦谓之"去水气，利膀胱"；二者柔肝缓急以止腹痛；三者敛阴舒筋以解筋肉瞤动；四者可防止附子燥热伤阴，以利于久服缓治。患者服药1周，双足浮肿减轻，余症减轻。其后又于原方的基础上辨证加减治疗月余，患者双足浮肿消失，饮食恢复正常，复查肾功能显示，各项指标恢复正常。

临床体会：此患者为卵巢腺癌女性，化疗1周期后出现肾功能损伤，主要表现为双足的水肿和血清肌酐、尿素、尿酸的升高。肾损伤为临床常见的化疗毒副反应，属于"药毒"伤肾。"肾主行水"，肾脏受损，化气行水功能减退，故出现双足的浮肿，治疗应当着眼于"肾"，以"利水渗湿"为法，结合舌脉，综合辨证，辨明寒热属性，以"温阳利水"或"清利湿热"立法进行治疗。结合舌脉及他症，此患者"阳虚水停"之证明确，故采用具有温阳利水之功的真武汤进行治疗，收获良效。因此，对于化疗引起的肾损伤导致的水肿，在去除化疗药物致病因素的前提下，明确中医辨证，运用中药治疗，不仅能够缓解水肿症状，也能促进肾损伤的恢复。

第六节　化疗后膀胱损伤

小蓟饮子化裁治疗膀胱灌注化疗后尿血案

孙国祥，男，59岁，膀胱癌术后膀胱灌注化疗后尿血。

现病史：患者因血尿于2021年9月就诊，膀胱内镜检查发现膀胱肿物，后行尿路膀胱肿物电切术。术后病理示：膀胱尿路上皮癌，中分化，癌组织浸润黏膜层。术后规律膀胱灌注表柔比星辅助化疗。患者于2022年5月31日复查膀胱镜示：右侧输尿管口外上方约1cm处可见一黏膜隆起，范围约1cm×1cm，表面可见血痂。活检病理示：膀胱浸润性癌。2022年6月15日行膀胱部分切除术。术后病理示：带黏膜组织3cm×1.5cm×0.28cm，切开可见2cm×1.5cm×0.5cm肿物，切面灰褐质脆，浸润性尿路上皮癌，侵及肌组织。术后膀胱灌注吡柔比星化疗6周期后出现血尿。尿常规示：潜血3+，白细胞1+。

初诊： 2022日8月23日

刻下症： 晨起血尿，尿频，尿痛，小腹疼痛下坠，便溏、每日3~4次，舌红苔黄腻，脉沉涩。

辨证： 湿热下注，热灼血络。

治法： 清热利湿，凉血通淋。

处方： 小蓟饮子加减。

大蓟10g，小蓟10g，蒲黄15g（布包），藕节10g，通草10g，滑石15g（布包），生地10g，甘草6g，栀子10g，竹叶10g，车前子15g（布包），白茅根20g，薏苡仁30g，冬葵子15g。

7剂，水煎服，日1剂，分早晚2次温服。

二诊： 2022年8月29日

患者服药1周，血尿减少。

现症见： 血尿，尿道灼热，尿频，小腹坠胀，便溏，舌淡紫苔白厚，脉濡细。

方药： 上方加黄柏10g、苍术10g、炒白术15g。

7剂，水煎服，日1剂，分早晚2次温服。

患者上方辨证加减治疗月余，尿血消失，小便通畅，余症减轻，复查尿常规示，各项指标皆正常。

按语：此患者为膀胱癌灌注化疗后出现尿血、尿急、尿痛，根据临床表现，归属于中医学"血淋"的范畴。血淋多由湿热下注，热甚灼络，络损血溢而成，治宜清热通淋、凉血止血。综合患者的临床表现，证属"湿热下注、热灼血络"，故以"清热利湿、凉血通淋"立法，给予小蓟饮子加减进行治疗。小蓟饮子出自南宋医家严用和的《济生方》，此为止血剂，具有凉血止血、利水通淋之功效，主治热结下焦之血淋、尿血，临床表现为尿中带血、小便频数、赤涩热痛、舌红、脉数。《济生方》记载："下焦热结，尿血成淋"，《医方考》记载："下焦结热血淋者，此方主之。下焦之病，责于湿热。经曰：病在下者，引而竭之。故用生地、栀子凉而导之，以竭其热；用滑石、通草、竹叶淡而渗之，以竭其湿；用小蓟、藕节、蒲黄消而逐之，以去其瘀血；当归养血于阴，甘草调气于阳。古人治下焦瘀热之病，必用渗药开其溺窍者，围师必缺之义也"。本方证因下焦瘀热，损伤膀胱血络，气化失司所致。热聚膀胱，损伤血络，血随尿出，故尿中带血、小便频数、赤涩热痛。患者服药1周，血尿减少，其后又于原方的基础上辨证加减治疗月余，患者尿血消失、小便通畅、余症减轻，复查尿常规显示各项指标皆正常。

临床体会：膀胱癌为临床发生率较高的泌尿系统恶性肿瘤之一，为降低术后复发率，消灭残留肿瘤细胞，术后需采取辅助性膀胱灌注化疗。由于化疗药对膀胱黏膜的损伤，患者极易出现肉眼血尿、膀胱刺激征、泌尿系感染等不良反应。此患者在6次膀胱灌注化疗后出现了严重的血尿、颜色鲜红，尿中夹杂许多血块，同时伴有尿频、尿痛、小腹疼痛下坠。患者病位在下焦膀胱，病因明确，为化疗药物毒邪损伤膀胱血络、膀胱气化失司所致，属于中医"血淋"的范畴，证属"湿热下注、热灼血络"，故以"清热利湿、凉血通淋"立法，给予小蓟饮子加减进行治疗。小蓟饮子临床上常用于治疗急性泌尿系感染、泌尿系结石等属下焦湿热、蓄聚膀胱者，此患者虽不属于上述疾病，但症状相似，辨证相同，故用此方治疗，效如桴鼓，体现了中医学异病同治的治病思想。

第七节　化疗后骨髓抑制

一贯煎化裁治疗化疗后血小板减少案

> 李玲爱，女，67 岁，右乳腺癌浸润性导管癌 Ⅱ A 期（T2N0M0）术后化疗后，骨转移化疗后；左乳腺浸润性导管癌 Ⅱ A 期（T2N0M0）术后化疗、放疗后。

现病史：患者于 2002 年 6 月 10 日在我院外一科行左乳癌改良根治术，术后病理：乳腺浸润性导管癌，淋巴结：0m；免疫组化示：ER（-）PR（-）CERBB2（+）PCNA（+++），术后给予 CAF（环磷酰胺＋多柔比星＋氟尿嘧啶）化疗 4 个周期合并放疗。疗效评价：术后 CR。2015 年 7 月 9 日行右乳钼靶检查（2015-7-9）：右乳肿物（25mm×25mm）BI-RSDA 5 类。2015 年 7 月 16 日在全麻下行右乳癌改良根治术。病理示：乳腺浸润性导管癌Ⅲ级，未见脉管瘤栓，乳头（-）淋巴结 0 转移。免疫组化示：KI-67（60%）

ER（－）、PR（－）、EGFR（60%强阳性）HER2扩增：阴性（HER2无扩增）后AC×4 T×4末次化疗2016年1月17日。2018年3月26日：胸部+全腹CT平扫：乳腺癌术后改变；左侧第一肋骨不连续；左侧锁骨骨质密度不均匀，考虑骨转移可能行大单药T×1。

初诊：2018年9月25日

刻下症：患者衄血，2021年3月2日血小板示：54。伴有口舌干燥、心悸阵作、寐差、乏力困难。舌红苔白，脉细数。

辨证分析：肾精亏虚，肝血不足

治疗原则：益精填髓，滋补肝血

处方：一贯煎加减

生地30g，麦冬15g，白芍20g，牡丹皮6g，山药30g，玄参10g，柏子仁10g，知母10g，墨旱莲20g，酸枣仁15g，沙参15g，桑叶10g，炙甘草10g

7剂 水煎服，日1剂，分早晚2次温服

二诊：2018年10月2日

患者衄血稍有减轻，余症未见明显变化，遂嘱患者继服7剂。

复诊：2018年10月9日

患者衄血、乏力、寐差减轻，余症未见明显变化，舌红苔白，脉细数

方药：上方白芍改15g，加枸杞子15g

7剂，水煎服，日1剂，分早晚2次温服

复诊：2018年10月16日

患者衄血消失。乏力、寐差、口干得有缓解。

刻下症：大便溏，4次1日、纳差、偶发心悸。脉沉细，舌红苔白微腻。

辨证： 脾胃气虚，水湿不化

治法： 益气健脾，渗湿止泻

方药： 四君子汤加减

太子参10g，山药30g，炒薏苡仁30g，茯苓30g，炒鸡内金15g，浮小麦30g，炒白术10g，柏子仁10g，炙甘草6g，葛根20g

患者以上方辨证加减半月余，便溏、纳差消失。继以益肾填髓，滋补肝肾，健脾益气立法，随症加减治疗半年余。治疗期间患者未出现衄血情况，定期复查血常规，血小板基本达到正常值，体力大大恢复，饮食量逐渐增多，服药期间体重上升，患者病情稳定，生活状态良好。

按语： 一贯煎自清代名医魏之琇《续名医类案·心胃痛》。魏氏曾云："肝木为龙，龙之变化莫测，其病也亦然"。魏氏擅长治疗内伤杂病以"肝为万病之贼"立论。魏氏治肝之法，着眼于肝体，尤重视养阴生肝一法。其认为肝虚之由，或因禀赋不足或因房劳过度或因医者误治所致；而众多疏泄失调之证，由于肝体失养，从而影响肝用所致。故不宜仅知疏泄，而不知培本；培本之治，尤需养阴，即使症似阳虚，其实亦由阴虚为主，由于肝阴不足，不能涵养肝阳，遂失疏泄之用，故治疗以补养肝阴入手。

本患者最明显的是术后接受化疗治疗，出现了明显的骨髓抑制。以血小板减少，衄血为主要临床表现、同时兼有口舌干燥、舌红、脉细数等阴虚之症。化疗后的骨髓抑制在中医里属于"血虚""虚劳"的范畴；一则肾主骨生髓，肾藏精，血为精所化；二则肝主藏血，且具有防止出血的功能；三则肝肾同源，精血同源，荣则俱荣，损则俱损，结合患者口舌干燥，舌红，脉细数等兼症，辨证为肾精亏损，不可生髓，精血不可互生互化；肝阴亏虚，肝血不足，则虚火内盛，迫血妄行，即从这三点出发，病位在肝肾，以益精填髓，滋养肝阴为治疗原则，遂选用"一贯煎"加减治疗，重用生地、山药、白芍、墨旱莲以养营阴为主，同时配用玄参、牡丹皮、知母等清热之品，以防虚热动血，破血妄行，桑叶有清热止血的功效。服用近1月后，衄血消失，其余症状也皆有好转。复诊患者出现便溏、纳差之症，且舌苔白腻，考虑因病程过久或者化疗导致脾胃功能受损，运化失司，水湿不化，水谷不运，以"四君子汤"加减益气健脾治疗，增强脾胃运化的功能。

其出自《太平惠民和剂局方》。在《医考方》中所云："夫面色萎白，则望之而知其气虚矣；言语轻微，则闻之而知其气虚矣；四肢无力，则问之而知其气虚矣；脉来虚弱，则切之而知其气虚矣"。方中人参为君，甘温益气，健脾养胃。臣以苦温之白术，健脾燥湿，加强益气助运之力；佐以甘淡茯苓，健脾渗湿，苓术相配，则健脾祛湿之功益著。使以炙甘草，益气和中，调和诸药。四药配伍，共奏益气健脾之功。重用葛根奏止泻之效；配用鸡内金、山药常用药对可健脾消食化积；浮小麦、柏子仁以养心血，柏子仁之品养心安神，且其气清香，具有益脾胃之功。同时应用此方加减在改善患者目前症状的同时有助于增强脾胃功能，发挥统摄血液功效，一举两得。

临床体会：恶性肿瘤以化疗作为主要的治疗手段，大约80%的患者会出现骨髓抑制，骨髓抑制是化疗不良反应中不容忽视的一类，而骨髓抑制治疗最棘手的是血小板减少。化疗后血小板减少症（CIT）是指抗肿瘤化疗药物对骨髓巨核细胞产生抑制作用，导致外周血中PLT计数低于$100×10^9$/L，CIT的存在增加了肿瘤患者的出血风险，严重时可危及患者的生命，就目前对于此病的治疗有重组人血小板生成素、重组人白细胞介素-11、艾曲波帕、罗米司亭等，严重者需输注PLT，以上治疗手段虽有一定效果，但整体疗效不佳。本病在中医为"虚劳""血虚"的范畴。以病位在肾、肝、脾论治，通过益精填髓，滋养肝阴，益气健脾立法，辨证加减。以中医整体治疗理念，灵活的辨证方法，治疗本病，同时可用中药扶助人体正气，增强免疫力，提高患者生存质量。

调营饮化裁治疗化疗后白细胞减少案

甄翠英，女，58岁，非霍奇金淋巴瘤（弥漫大B细胞型ⅣA自体外周血造血干细胞移植术后）。

现病史： 患者确诊弥漫大B细胞淋巴瘤11年，复发4个月。17年前因"附件肿物"在市四院行"全子宫+双附件切除术"。术后病理示：左侧卵巢非霍奇金淋巴瘤（B系），右侧卵巢恶性淋巴瘤，子宫肌间平滑肌腺瘤，宫颈及右侧输卵管未见肿瘤浸润。后于市四院行化疗5疗程后病情缓解（患者自述，具体不详）。

患者既往乳腺肿物史，行左乳区段切除术，术后病理示：非霍奇金淋巴瘤（大B细胞型），CK-，CD20+，CD3-，KI-67 80%，ALK-，CD34-。后予以CHOPE方案化疗6个疗程，给予适型放疗，靶区范围包括左乳腺组织，放疗25次，过程顺利，进入临床复查，距离放疗结束5年4个月，患者出现右侧面部肿胀，鼓腮漏气，咀嚼能力减弱，同时伴有右上肢麻木，抓握能力减弱。于"河北医科大学第二医院"行颈胸腰椎核磁示：颈3~4椎体水平髓内外肿瘤，右侧桥小脑角区肿瘤，考虑淋巴瘤可能性大，疾病中枢复发，予以甲氨蝶呤+来那度胺7次化疗，后查PET/CT病情达缓解，予以自体外周造血干细胞移植，腰穿+鞘注术预防中枢浸润，疾病稳定，距离末次化疗两年半，发现左踝部肿物，行肿物切除病理：非霍奇金弥漫大B细胞淋巴瘤（活化B细胞型）。全身PET/CT达CR。行二代测序检查有MYD88突变，患者不接受BTK抑制剂治疗，遂调整R2方案×4化疗，因右上肢麻木，停用来那度胺，单用利妥昔单抗注射液×2治疗。后于2020年1月29日入院，患者自述仍有右前臂麻木伴疼痛，夜间加重，考虑中枢浸润所致，予以利妥昔单抗+大剂量甲氨蝶呤×1化疗。患者右前臂麻木、疼痛减轻。结合患者既往史，治疗方案需以全身治疗为主，兼顾中枢。予以R-CDOP×3/R-MTX×3交替化疗，病情好转。根据影像及症状，仍考虑疾病复发，患者既往BTK抑制剂不耐受，予以完善置管后给予MTX+塞利尼索×4治疗，并口服替莫唑胺和依托泊苷。

初诊： 2023年1月9日

刻下症： 恶心、呕吐、纳差。舌淡苔白腻，脉沉缓。

辨证： 痰湿困脾，运化失司

治法： 化湿醒脾，益气健脾

方药： 五叶安中饮加减

藿香10g，甘草6g，佩兰10g，炒麦芽10g，枇杷叶10g，炒谷芽10g，紫苏梗10g，太子参10g

二诊： 2023年1月17日

恶心、呕吐、纳差大有减轻，食量大增。

刻下症： 神疲乏力、汗出、寐差、腰酸，舌淡苔白，脉弦细。血常规示，白细胞：$1.48 \times 10^9/L$。

辨证： 脾肾不足，气血亏虚

治法： 补肾健脾，益气养血

方药： 调营饮加减

熟地黄30g，黄芪15g，浮小麦30g，山茱萸15g，当归10g，鸡血藤10g，山药30g，丹参10g，砂仁10（后下），鸡内金10g，柏子仁10g，阿胶6g（烊化）

患者以此方辨证加减治疗2月余，2020年3月27日复查血常规示，白细胞：$3.3 \times 10^9/L$。乏力、汗出得有缓解。患者体力增加、食量增多、精神状态颇佳、病情稳定。

按语： 患者初诊以恶心、呕吐、纳差为主要症状，因湿邪蕴于脾胃，使其运化不能，遂先以"五叶安中饮"为基础方治疗，方中藿香、佩兰归脾胃经，均有芳香化湿和胃之效；枇杷叶、紫苏梗可行气宽中，降逆止呕；再配用炒麦芽、炒谷芽以健胃消食；太子参健脾益气。目的是先醒脾开胃助运化，可进食后再以"养血填髓"治疗。

化疗后骨髓抑制就其证候分析属于"血虚""虚劳"范畴。一者肾主骨生髓，肾藏精，血为精所化，若肾虚则精不能满，血不能化。在《素问·阴阳应象大论篇》曰："髓坚固，气血皆从"。《张氏医通》中云："人之虚，非气即血，五脏六腑莫能外焉？而血之源头在乎肾……"。此上，说明骨髓对于气血的重要性，并且，更加重要的是骨髓的造血功能同肾精盛衰密切相关，故以补益肾精入手，可令骨满髓充。二者"脾胃为气血化生之源"，"胃中水谷有形之物，变化为血"《景岳全书》中所曰："血者水谷之精也。源源而来，生化于脾"。化疗后损伤患者脾胃功能，脾胃一弱，饮食少而血不生，以健脾和胃入手，使得气血有化生之源。综上所述，可见补肾健脾，益气养血在治疗骨髓抑制中的重要性。此方为刘亚娴教授的拟定方，方中重用熟地黄补肾益精填髓；配以山茱萸、黄精、何首乌补肝肾，益精血，培补先天之本；黄芪、当归、山药健脾和胃，益气养血，以培补后天之本，佐鸡内金健脾消食助运化。再者，"瘀血不去，新血不生"，加用丹参、鸡血藤活血化瘀之品，以达"祛瘀生新"的目的，改善骨髓微循环，加速骨髓微循环的新陈代谢活动。针对患者寐差、汗出之症，方中加用浮小麦和柏子仁以收敛养血安神，加砂仁奏健脾开胃之效，阿胶以补血。

临床体会：此患者最明显的是化疗后引起的骨髓抑制，导致白细胞降低。西医一般选择升白针治疗，由于升白针过度加快骨髓造血细胞产生白细胞的缘故，多数患者出现脊柱，特别是腰骶部位的疼痛，疼痛明显且难以忍受，给患者生活造成极大的影响。再者，升白针为粒细胞集落刺激因子，若使用不当可导致骨髓枯涸，一旦停用升白针，反而无法维持正常的免疫力。甚者有报道粒细胞集落刺激因子，有促进肿瘤细胞增殖，动员循环内皮祖细胞促进肿瘤血管生成的可能。因其副作用和诸多的局限性。笔者在不断的临床实践验证中，将中医药优势充分发挥出来，以调营饮为基础方辨证加减治疗可恢复患者正常血象且疗效巩固。